「対人関係療法」の
精神科医が教える

「怒り」が
スーッと消える本

対人関係療法専門クリニック院長
水島広子

大和出版

はじめに

「怒りがスーッと消える」というタイトルをご覧になって、「そんなわけがない、何やら怪しげな魔法の本なのだろうか」と思われているでしょうか。

もちろん精神科医である私にはそんな魔法の本を書くことなどできません。

本書は精神科医としての私の経験に基づく、ごく合理的な本です。ポイントは、怒りを「消す」のではなく、怒りが「消える」というところにあります。

怒りは「結果」です。「ひどい」と思う何か（原因）があったとき、結果として出てくるのが「怒り」という感情です。「結果」に過ぎない「怒り」を抑え込もうとすると、かえってひどくなったり、爆発したりすることもあります。

しかし原因を取り除けば、もちろん結果である怒りもスーッと「消える」のです。

本書では、その、「原因の取り除き方」をご紹介していきます。

怒りについて悩んでいる方はとても多いと思います。

つまらないことにイライラしてしまう、小さい自分がイヤ。カチンとくると、つい感情的な物言いをしてしまい、未熟な人だと思われてしまったり、仕事や人間関係がダメになってしまったり。一度ムカッとすると、そのことばかりを考えてしまって気持ちを切り替えるのが難しくなるときもありますね。

とりあえず怒りを他人に見せないようにすることはできても、怒りが消えてなくなるわけではありません。抑え込まれた怒りは、うつ病などの病気にすらつながっていくものです。

本文で詳しく述べますが、私は「対人関係療法」という治療法を専門とする精神科医です。とても多くの患者さんの治療をしてきた結論の一つとして言えることが、**「怒り」という感情をどう扱うかが、心の健康や人間関係の質、ひいては人生の質を決めるということです。**

怒りにふりまわされない人生には、のびのびとした自由が広がっているもの。怒りがスーッと消える瞬間は、怒りがなくなるだけでなく、人生の豊かさを感じるときでもあります。

そんな人生を手に入れるために、本書がお役に立つことを祈っております。

「怒り」がスーッと消える本　もくじ

Step
2

人はなぜカチンとくるのか？
だから「怒り」が湧いてくる

Step 3

原因は「役割期待のずれ」だった

「怒り」がスーッと消えていく「対人関係療法」

Step 4

この話し方をすれば、争わなくてすむ

「怒らない」「怒らせない」コミュニケーション術

Step 5

もうめったなことではイライラしない

「評価」をやめれば、「怒り」が消える

Step 6
心穏やかに生きるコツ
「怒らない人」になるちょっとした習慣

Step 7

相手にキレられたら、こうしよう

「怒る人」への対処法

本文デザイン・図版 齋藤知恵子
本文イラスト the rocket gold star

プロローグ

もう「イライラ」「ムカムカ」に ふりまわされない！

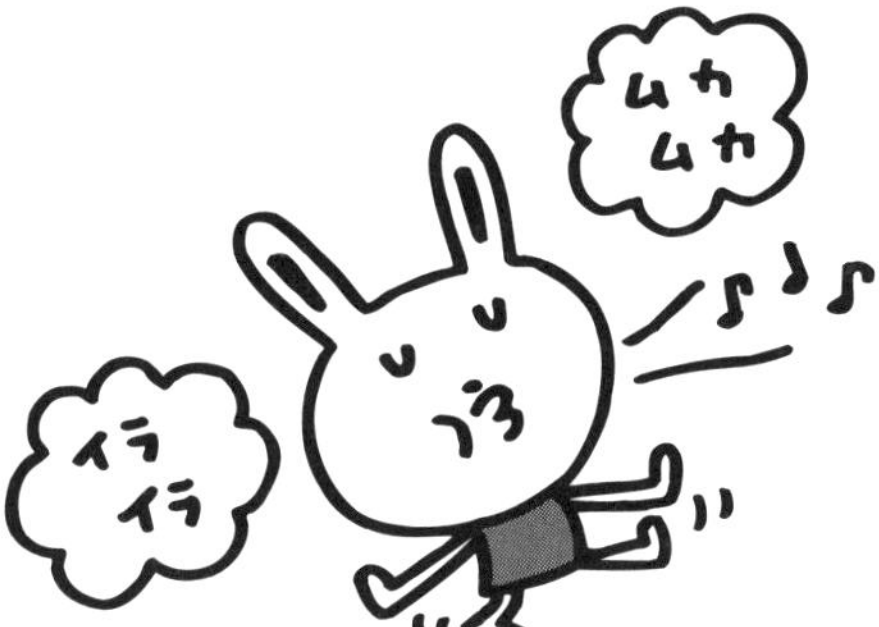

もっと心穏やかに過ごしたいあなたに

つまらないことでムカついてしまう。
ついイライラしてしまう。
自分の怒りがコントロールできない。

そんなことはありませんか？

もっと心穏やかに過ごしたいのにイライラで一日が台無しになってしまう。
怒りを手放せば楽になるのはわかっているのに、手放せない。

そんな悩みはありませんか？

そして、そんな自分について、

なんて小さい人間なんだろう。
どうしたらもっと寛大になれるんだろう。

そんなふうに感じて、自己嫌悪に陥ることがありませんか？

あるいは、

ムカムカを関係のない人にぶつけてしまい、
そんな自分がイヤになってしまう。
怒りが原因で友情や恋愛がダメになったことがある。
怒りっぽくて人と親しくなれない自分が寂しい。

などと思っているかもしれません。

ここに書いてきたことはすべて、「怒りにコントロールされてしまっている」という状況です。

私たちは怒りにコントロールされている

「本当はご機嫌でいたいのに、冷静でいたいのに、人にやさしくしたいのに、怒りのためにそうできない」というときには、自分の行動が「怒り」にコントロールされてしまっており、「怒りという感情」をコントロールできなくなっています。

怒りについての悩みを聞くと、多くの人が「感情をコントロールしたい」と言います。

やはりテーマは「コントロール」なのです。

怒りはそれ自体が不愉快なものですが、最大の問題は、その「コントロールできなさ」にあるのではないかと思います。

「つい」怒ってしまう、怒りを「なかなか」おさめることができない、感情的になってしまいきつく言い「過ぎた」など、怒りにまつわることにはコントロールできていない要素がたくさんあります。

コントロールできない怒りは、人間関係のトラブルなど、望まない結果につながってしまいがちです。

また、感情のコントロールができないと、自分の評価が下がったり、「未熟」だと思われたり、よい人間関係に恵まれなくなったりするでしょう。

こういう事態も、多くの人が避けたいと思っているのではないでしょうか。

ストレスが減り、自由になれる

怒りをうまくコントロールできるようになれば、単にストレスが減るだけではなく、人生の自由度や可能性がぐっと高まるでしょう。

怒りにふりまわされることもなく、怒っている自分を懸命に正当化することもなく、自分が本当にふるまいたいように、のびのびと暮らしていけるようになるでしょう。

仕事でも自分の力を最大限に発揮できるでしょうし、人間関係からもより多くを与えられるようになるでしょう。

怒りをコントロールできるようになれば、人生の質が全体的に高まり、幸せを感じる時間がずっと増えてくるはずです。

「怒っていないふり」では幸せになれない

「怒りをコントロールする」と聞くと、「怒りを抑える」という意味だと思う人も少なくないでしょう。

「怒りを抑える」つまり「本当は怒っているのに怒っていないふりをする」ということは、表面的な「怒りのコントロール」です。確かに、怒っていないふりをすれば、とりあえずは人間関係がよくなったり、仕事がうまくいったりするかもしれません。

しかし、怒りをコントロールすることで本来得られるはずの、のびのびとした幸福感は決して得られませんし、健康にもよくないのです。

そもそも怒っているときには心身はリラックスすることができません。

例えば「瞬間湯沸かし器」的な激しい怒り方をしている場合には、心身はまさに「緊急事態」の状態。血圧は上がり、呼吸数も増え、食べ物の消化などには血液がまわらなくなります。

このような状態においては、「怒りで血管が切れる」ということが現実にあり得るくらい、身体に負担がかかります。実際に、激しく怒ったときに何らかの健康障害をきたす人がいるということは一般にも知られていると思います。

「怒り」をため込むと……

怒るだけでも心身には負担となりますが、「怒っていないふり」をして不満をため込むことは、健康にとってさらにマイナスです。内面では怒った状態が続くわけですし、感情の「出口」が見えないと絶望感や無力感が強まります。

実際に、うつ病など心の病になる人たちを見ていると、「怒っていないふり」をしている人がとても多いものです。

また、普段は「怒っていないふり」をしていても、何かの拍子に抑えきれなくなり怒りをぶつけてしまう、あるいは、怒りに耐えきれずに相手との関わりそのものを絶ってしまう、ということもあります。

いずれも、そのこと自体が社会生活を送る上でマイナスになるだけでなく、その結果対人関係が乏しくなると、やはりうつ病など心の病のリスクもそれだけ高まることになります。

怒りの扱い方が上手になることは、健康を守るためにもとても大切なのです。

「対人関係療法」と「AH」で怒りを手放す

怒りをコントロールするためには、まず怒りについてよく知るところから始める必要があります。「もう怒るのはやめよう」と決めるだけでうまくいく人もいるのかもしれませんが、多くの人がそうではないでしょう。

怒りも人間に備わった感情である以上、意味があるものだからです。

怒りの本当の意味がわかれば、怒りは手放しやすくなります。「怒り」の意味を知り、「怒り」と上手につき合えるようになると、これまでに挙げてきたような問題から解放されていくと思います。本書では、そんなコツをご紹介していきます。

また、本書を通して読んでいただくとおわかりいただけると思いますが、「怒りとどうつき合うか」ということは、単なる技術的な話ではなく、「自分がどう生きるか」ということにもつながります。怒りを上手に扱えるようになると、怒りにふりまわされなくなるだけではなく、人生にも新たな豊かさが生まれると思います。

ストレスが癒しに変わる「対人関係療法」

私は精神科医で、対人関係療法を専門にしています。対人関係療法というのは、うつ病や摂食障害、不安障害などに対する効果が科学的に実証された精神療法です。治療では、対人関係上のストレスや、生活に起こった大きな変化に取り組んでいくのですが、治療の過程で、それまでストレスの種だった対人関係が、むしろ病気を治す力に変わっていくということが起こります。

例えば、夫との関係に問題を抱えているうつ病患者さんの場合、対人関係療法を通じて夫との関係を改善させていくと、その関係が今度はうつ病を癒す力になるのです。

対人関係改善のとっかかりになることが多いのが、「怒り」という感情です。怒っていないふりをするのではなく自分の感情によく向き合ってみること、そして、自分の感情が楽になるように対人関係を変化させていくことによって、病気が治るだけでなく人生の質が高まる方をたくさん見てきました。

心のやすらぎにつながる「AH」

また、私はボランティアでアティテューディナル・ヒーリング（AH）という活動をしています。AHは治療法ではなく、「生き方」のようなものです。「心の平和（やすらぎ）は自分で選ぶことができる」ということを人生のあらゆる領域に適用していこうとする考え方で、いろいろな立場の方がその活動に参加しています。

本書で述べる「怒り」も心の平和を妨げる代表例ですが、怒りを持ち続けることがどれほど人の健康を蝕《むしば》み、相手とのつながりを妨《さまた》げ、満ち足りた幸福感を私たちから奪い去ってしまうか、そして例えば、「人間としてあり得ない行動をとる人への怒り」など、「正当」な怒りであっても、手放すことによってどれほど心の平和につながるか、ということをAHの活動の中で痛感してきました。

本書では、そんな私の経験から、対人関係療法とAHの考え方に基づいて怒りをコントロールする方法を考えていきたいと思います。

本書は、ステップ1から始まり、一段階ずつステップアップしていく構造になっています。もちろんご自身の役に立ちそうなところを拾い読みしていただいてもよいのですが、特に怒りを手放すことが難しいと感じている方は、ステップ1から順にお読みいただくことをお勧めします。本書を読まれることで少しでも「自分にも怒りをコントロールできる」という感覚を持っていただければ幸いです。

Step
1

ムカッとすることは、ダメなことじゃない

「怒り」が教えてくれること

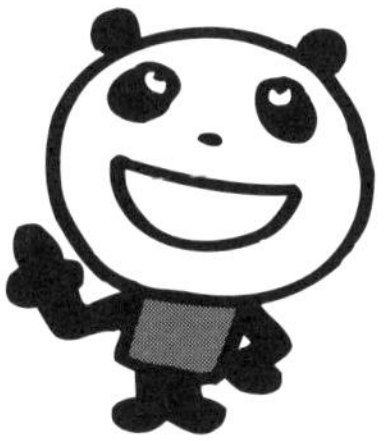

あらゆる感情には意味がある

怒りも感情の一つですが、「あらゆる感情には意味がある」ということをご存知でしょうか。

私たちの身体には、自分を守るために備わった力がいろいろとあります。

例えば、熱いものに触ると熱いと感じます。熱いと感じるので、手を引っ込めて危険を避けることができます。熱いと感じなかったら、しょっちゅう火傷《やけど》ばかりして大変なことになってしまうでしょう。

また、痛みを感じなかったらそれこそ危険ですね。危ないものを踏んだときに痛みを感じて気づくこともありますし、痛みから身体の病気が見つかることもあります。痛みを感じなかったら病状が手遅れになってしまうこともあるでしょう。

こんなふうに、感覚は、私たちを危険から守ってくれます。

身体の感覚は、一般に、「その状況が自分の身体にとってどういう意味を持つか」を教えてくれるものですが、感情にも同じように自分を守る機能があります。

感情は「その状況が自分の心にとってどういう意味を持つか」を教えてくれるのです。

もしも不安を感じなくなったら

例えば不安は「安全が確保されていない」ということを教えてくれます。不安を感じると、「そのまま突き進んでは危険かもしれない」と思いますので、安全を確認したり、慎重に進んだりしますね。

夜中に真っ暗な山道を歩いている状況を想像してみてください。こんなときは強い不安を感じるものですが、だからこそ、明るくなるまで待つことを考えたり、一歩一歩足下を確認しながら慎重に歩いたりするでしょう。不安を感じずにスタスタ歩いてしまったら、とても危険です。不安という感情は愉快なものではありませんから、できれば感じたくないと思っている人もいるでしょうが、不安を全く感じなくなったらそれはそれで困ったことになるのです。

悲しい気持ちが湧いてくるから癒される

悲しみという感情も、あまり嬉しくないものです。悲しみのない人生だったらよいのに、と思うかもしれません。しかし、悲しみは、「自分が何か大切なものを失った」ということを教えてくれます。大切な人を亡くしたときなどが典型的ですが、大切にしていた物や価値観、ライフスタイルという場合もあります。自分にとって大切なものを失ったときに生まれるのが悲しみという感情です。

「失ってしまった後になってから悲しみを感じても、自分を守ることにはつながらない」と思うでしょうか。そんなことはありません。

大切なものを失った後、私たちの心には傷がついています。再び普通に暮らしていくためには、傷を癒し、態勢を整えるというプロセスが必要なのです。

悲しみを感じると、私たちは「内向き」になります。大切な人を亡くしたときなどは、日常生活を続けるのも難しいくらい、悲しみを中心に生きることになります。この時期こそが、自分の傷に向き合い、癒していくプロセスなのです。失ったものをいろいろな角度から考え、いろいろな気持ちを味わうことで癒しが進んでいき、ある程度傷が癒えてくると、ようやく外側のことに心を開けるようになり、新たな人生へと歩み出していくことができます。この悲しみの時期を持たないと、傷が癒えないまま生きていくことになりますので、どこかの時点でうつ病になったりしてしまいます。こうして、悲しみもまた、私たちの心を守ってくれているのです。

ムカッとするからわかること

怒りの感情もまた、私たちを守るためのものだと言うことができます。

例えば怒ったときの最もシンプルな行動は、相手への反撃でしょう。「ムカッときて言い返す」というようなことです。こんなとき、怒りは「自分に加えられた攻撃に気づき、反撃のエネルギーを生む働きをしている」と言えます。

つまりムカッとするので、「何かひどいことをされた」ということに気づき、ムカッとするので、その勢いで「ひどいこと」を取り除こうとするのです。

これは身体の痛覚にも似ており、足を踏まれたときには「痛い」と感じるから踏まれたことに気づき、「痛い」と感じるから足を引っ込めるのです。

痛みを感じなければ、足は踏まれたままになるでしょう。

「怒り」は心の痛覚

足を踏まれたときには、痛みだけではなく怒りも感じることが多いと思います。

足を踏まれるということは、単に物理的な災難というだけでなく、自分という人格が「被害に遭った」ということでもあるからです。つまり足の痛みは身体の痛覚が感じ、「被害に遭った」という心の痛みは「怒り」として自覚される、ということになります。怒りは心の痛覚のようなものだと考えるとわかりやすいでしょう。

足を踏まれても、相手が大変恐縮して「本当に申し訳ありませんでした」と心から謝っている様子であれば、痛みは続くとしても怒りは収まるものです。自分という人格が被害に遭ったわけではないことがわかるからです。一方、相手が「それがどうした」という態度だと、たいした痛みでなくても怒りは激しくなるでしょう。

「自分が侮辱された」というサイン

侮辱的なことを言われる、というのも典型的な「被害」です。

ただ、侮辱的なことを言われたという場合には、足を踏まれたときとは異なり、身体的な痛みは感じませんので、怒りを感じることが唯一のサインとなります。

怒りを感じると、「そういう言い方は傷つくからやめてほしい」などと言って状況を変えることができます。 ところが、怒りを感じなかったら、状況が変わらないまま侮辱され続けることになるでしょう。

「怒り」は心の痛覚

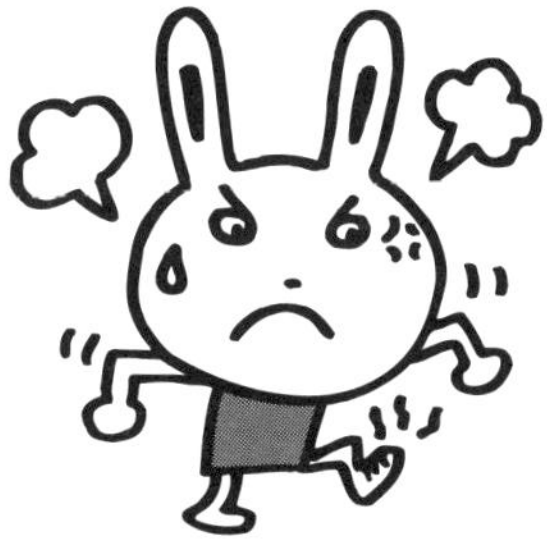

足を踏まれた！

痛み

身体が被害に遭った！

↓

足をどけてもらう

（身体の被害の解決）

怒り

心が被害に遭った！

↓

謝ってもらう

（心の被害の解決）

「対処が必要なこと」に気づくチャンス！

「被害を知らせてくれる」という怒りの機能は、何かをされたときに反射的に起こる怒りの場合だけでなく、「くすぶり続ける不満」の場合も同じです。慢性的な痛みは、身体のどこかに問題があるということを知らせてくれますが、慢性的な怒りがある場合も、自分にとっての「被害」、つまり不満足な状況が続いているということになります。何らかの対処が必要な問題がある、と教えてくれるのです。

さまざまなタイプの怒りについて細かくは後で見ていきますが、ここでは、「怒りを感じる＝悪いこと」ではなく、怒りを感じることは、単に「何らかの対処が必要な問題がある」ことを教えてくれているのだ、という単純な構造を理解しておいていただきたいと思います。これは痛覚と全く同じです。

痛みを感じることは悪いことではなく（不快なことではありますが）、その「原因」に気づくチャンスを与えてくれるものです。

怒りも全く同じで、怒りを感じることが悪いことなのではなく（不快なことですが）、その「原因」に気づくチャンスを与えてくれるもの、と考えると、「怒り」の感情と前向きに取り組んでいくことができると思います。

怒りのこうした役割を知ることが、怒りをコントロールする第一歩となります。

怒りを手放せない理由

痛みも怒りも心身の危険を知らせてくれる「危険信号」ですが、どちらもそれ自体は心身にとってのストレスになりますので、できるだけ短時間でその役割を終えてもらう必要があります。

足を踏まれているなら足をどけてもらう、何らかの病気であれば治療するなど痛みについては、誰もができるだけ早く原因を取り除こうとします。

しかし、怒りの場合には、必ずしもそうではありません。

逆に、長い間心に抱き続けることで、かえって怒りを強めてしまうこともあります。

怒りを長い間抱き続けてしまうのは、もちろん、「自分の気持ちをきちんと伝えて状況を変えてもらう」など「適切な対処」が行われずに蓄積されるからです。

「適切な処理」ができない理由、それは「波風を立てたくない」など周りを気遣っている場合も多いのですが、自分自身が「怒りを手放したくない」ときもあります。

例えば、自分の「怒りの強さ」こそが相手の「罪深さ」を証明するように思われる場合があります。

怒るのをやめると相手の罪がうやむやにされるように感じてしまうのです。

あるいは、何を言われても怒った態度をとることによって、「自らの非に気づいて詫びてほしい」と思うこともあるでしょう。これも「怒りを手放したくない」ときです。

怒り続けることで「被害」が続く

「被害」の感覚があまりにも強いと、「なぜ被害に遭った上に自分が『適切な対処』までしなければならないのだ。そんなのは相手の仕事だ」と思うものです。

これは人間として当然の気持ちなのですが、気づいておきたいのは、怒りによって損なわれるのは相手の人生ではなく、自分の人生だということです。

なぜなら、「怒りにしばられてしまう」という形で自分への「被害」が続いてしまうからです。

それなのに相手が「適切な対処」をするのを待つということは、自分への「被害」がいつまで続くかを、相手にゆだねていることになってしまいますね。

怒りの原因を探ろう

前述しましたが、怒りの最大の欠点は、コントロールするのが難しいことです。

もっと原始的な環境、例えば、ジャングルで出くわした動物をやっつけて危険を回避するためには、怒りにまかせて威嚇《いかく》したり殴ったりすることで十分かもしれませんが、人間関係や社会生活はそれほど単純なものではありません。

怒鳴ったり殴ったりすることでうまくいくことは、まずないと言ってよいでしょう。

むしろ取り返しがつかなくなってしまう場合が多いのです。

ですから、怒りによって「対処が必要な問題がある」ということに気づいたら、そこから先は怒りのエネルギーを手放して「適切な対処」の仕方を考えていった方がずっとうまくいくのです。

そのためには、怒りの原因をよく考えてみることが必要です。

本当に「被害」はあるのか

痛みの場合と違って、怒りを手放すには、それをもたらしたものを取り除くという方法だけでなく、「そもそも怒りの対象となるものか」を再び考え直してみる、という方法も有効です。

これは、いわゆる「受け止め方を変える」ということです。

自分は本当に被害に遭っているのかをよく考えてみるのです。

例えば、すぐに何かを決めつけるタイプの人から「あなたってそういうところが優柔不断よね」と言われた場合。

一方的に決めつけられた、と思えば強い怒りを感じるものです。

一方的な決めつけは、明らかな「被害」だからです。

しかし、よくよく考えてみれば、その人は万事に決めつけたがる人で、「決めつけ」はその人の習性のようなものかもしれません。

「自分が」被害に遭った、というよりも、「その人が」抱えている問題なのだ、と思えば、怒るほどのことでもないということがわかります。

後述しますが、そうやって何でも決めつけていくような生き方は案外つらいものです。それを知っておけば、「決めつけがちな人はおそらくストレスフルな人生を送っているのだろう」という気の毒な側面に気づけるかもしれません。

本当に被害に遭っているのであれば状況を変える必要がありますが、よくよく検討してみると、そうでもないということがわかり、怒る必要がなくなるということも少なくありません。

ですから、「怒り」の場合には、確実に被害のある「痛み」に比べると、自分が被害を受けたか受けないかは自分で決めることができ、それだけコントロールの余地がある、ということになります。

怒りは病気の症状であることも

もう一つ、怒りの「原因」として考えられることに、「心の病気」があります。

どうにもイライラして仕方がない、というときには、それが病気の症状である場合もあるのです。

例えばうつ病になると、イライラしがちです。うつ病というと元気がなく落ち込んでいるというイメージがあるかもしれませんが、実際には、イライラが目立つ場合もあります。うつ病になるとエネルギーがなくなってしまうため、「怒り」などの感情がコントロールできなくなってしまう、と考えるとわかりやすいと思います。

あるいは、双極性障害（いわゆる躁うつ病）で躁状態や軽躁状態になっているときにもとても怒りっぽくなります。「躁」と言うとご機嫌なイメージがあるかもしれませんが、頭の回転がとても速くなり、「自分はすごい」という気持ちになってしまうので、自分のペースについてこられない周りにイライラしてしまうのです。

このように、怒りが病気の症状として表れることもありますから、すべての怒りが自力でコントロールできるものだと思い詰めずに、「今までとは違う」という感じがするときや、「あまりにもイライラし過ぎる」と思うときには、専門家に相談してみていただきたいと思います。

生理前などバイオリズムが関係することも

女性の場合、生理前になるとイライラしやすいという人もいるはずです。それも程度が強い場合には治療対象になりますから、相談してみる価値はあると思います。

こういう場合も、怒りは「何らかの対処が必要な問題がある」ということを教えてくれていると言えます。ですから、怒りをきちんと見つめてみることにはやはり大きな意味があるのです。

まずは「怒っている自分」にやさしくしよう

怒りにふりまわされず、怒りを本来の役割通り「対処すべき問題のサイン」として活用するためには、まず「怒りの感情」をそのまま受け入れる必要があります。

怒りを「そのまま」受け入れる、というのは誰もが案外やっていないことです。

普段私たちは怒りにいろいろな意味づけをしてしまっています。

例えば、先ほど述べたように、自分の「怒りの強さ」が相手の「罪深さ」を証明しているように思う場合、怒りに「自分が正しいということを示すもの」「人間として手放してはいけないもの」という意味づけがされています。

また、怒ること自体に「未熟」「人間が小さい」という意味づけをしてしまうと、誰かにムカッとする自分を「このくらいのことで腹を立てる自分が許せない」「このくらいのことを手放せない自分は人間として未熟だ」などと責めてしまい、より怒りを増幅させてしまうことにもなります。

この傾向が強くなると、「未熟な自分」を認めることすらできなくなり、「私は怒ってなんかいない」と怒りそのものを認められなくなってしまいます。

すると、怒りの原因となった事態は解決されないまま、見えないところで怒りがくすぶり続けることになるのです。

怒りに過剰な意味づけをしてしまったり、怒っている自分を認めようとしなかったりすることが、**「原因究明から解決へ」**というシンプルで合理的な道を邪魔してしまいます。

同じ目に遭った他人に話すように

まずは、怒っている自分にやさしくしてみましょう。

親しい他人が同じ目に遭ったとしたらかけてあげるであろう、最もやさしい言葉を自分にかけてあげるのです。

「まあ、あんなことを言われたのだから、怒るのも当然。それにしても大変な目に遭ったね」と言ってあげましょう。

それが本当に怒るべき問題かどうかは今後の検証次第ですが、現在とにかく自分自身が感情的になっていて大変だということは事実なのです。

その現実を受け入れるところから、怒りのコントロールが始まります。

体を動かす、その場から離れる

怒っている自分をやさしく受け入れて、怒りの「原因」を究明をしようにも、怒りがあまりにも強いときにはそれどころではなくなってしまいます。

そんなときには、とりあえず気分を入れ替えましょう。

最も効果的なのは身体を動かすことです。

歩いたり走ったりするのはとてもよいですし、ストレッチなどでも大丈夫です。それ以外にも、目を閉じてゆっくりと長い呼吸をする、などということもプラスです。

トイレに行くなど環境を変えたり、食器を洗う、洗濯物を干すなど、ちょっとした家事をしたりするのもよいでしょう。

誰かに対して怒っているのであれば、その相手からとりあえず離れることもよいと思います。

そうやって、怒りの嵐をとりあえずやり過ごしてから、「適切な対処」を考えていくプロセスに入りましょう。

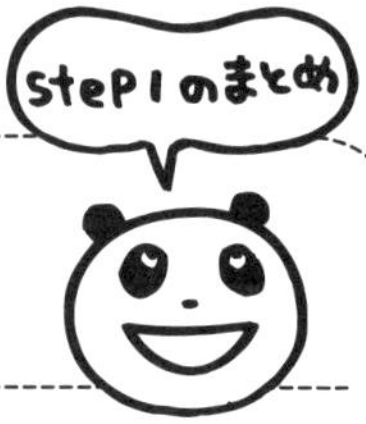

「怒り」ってそもそも何のためにあるの?

1

「怒ること=悪いこと」ではなく、
怒りには役割があることを知ろう。

2

怒りは「何か問題がある」ことを
教えてくれるサイン。

3

自分が怒っていることに気づいたら、
「原因究明」に目を向けていこう。

4

「自分が本当に被害に遭った」のか
「相手が問題を抱えているだけ」なのかを見抜こう。

5

まずは「怒っている自分」を
やさしくねぎらってあげよう。

Step
2

人はなぜ
カチンとくるのか?

だから「怒り」が湧いてくる

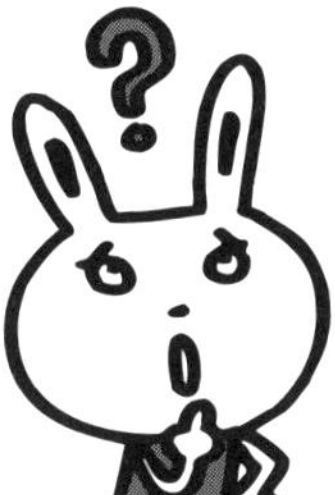

「とっさに」腹が立ってしまう理由……「予定狂い」の怒り

怒りをコントロールするためには、怒りについてよく知ることが大切です。

本章では、実際の例を見ながら、怒りという感情について理解を深めていきたいと思います。まずは、怒りの基本がわかりやすい例から見ていきましょう。


【例1】リラックスタイムに食べようと冷蔵庫に取っておいたデザートを家族に食べられてムカついた。

【例2】大事にしていた花瓶を割ってしまってイライラした。

【例3】新しい靴をはいたら、靴擦れしてイラッときた。

【例4】クローゼットに洋服が入りきらなくて、ムカッとした。

【例5】楽しみにしていた最後の一口を下げていったファミレスの店員にカチン！

【例6】忙しくていっぱいいっぱいのところに上司から仕事をふられて、爆発しそうになった。

これらの例はいずれも、自分の「予定が狂った」という状況であることがわかるでしょうか。

根っこには、「〇〇するはずだったのに」「〇〇になるはずだったのに」という気持ちがあります。

例6の場合も、「いっぱいいっぱいの中でも、何とか自分なりにやりくりしていくはずだった」という状況で、それをぶちこわしにするような形で上司から仕事をふられた、というふうに見ればやはり「予定狂い」です。

ムカつくのは予定が狂ったから

なぜ、予定狂いによるパニックを「怒り」として感じてしまうのでしょうか。

それはやはり「被害」があるからなのです。

この場合の「被害」は、「予定が狂った」という現実そのものです。

突然の被害に遭うと、私たちは反射的に「やられた！」と感じて、その脅威《きょうい》を撃退しようとします。

私たち生物には「闘うか、逃げるか（fight or flight）」という反応システムが備わっていて、「やられる！」「やられた！」と感じると、逃げるか、逃げることができなければ闘って撃退するか、ということに心身が集中するようになっています。

突然の「予定狂い」は、まさに逃げることのできない現実ですから、反射的に「撃退モード」に入ってしまうのです。

もちろん、よくよく考えてみればそれは被害でもなかったり、撃退すべき対象でもなかったりするのですが、こうした反射的な反応は、とっさに「脅威」と認識してしまうために起こるものです。

これは反射的な反応ですから、その怒りの内容はかなり支離滅裂だったり混沌としていたりすることが多いです。

とても裁判の席で理路整然と述べられるようなものではないはずです。

例えば、例5の店員にしても、本当に悪いことをしたのかというと、必ずしもそうとは言えないでしょう。

無断で下げたのは悪いかもしれませんが、ファミリーレストランという環境を考えれば、損害賠償を請求できるような事例ではないでしょう。

「まあ何とかなるだろう」と思えるまで怒りは続く

こうして考えてみると「言いがかり」という現象が理解できます。

例えば、仕事の締め切りを守れそうにない場合に、「君の資料が不完全だからだ」とか「君が早く報告書を出さないから」などと、本来は自分で責任をとらなければならないことなのに人のせいにするのが「言いがかり」ですが、これは、「締め切りを守れない」という結果が、本人にとってそれほど受け入れがたい現実だからだと言えるでしょう。

通常は、反射的な怒りの後にだんだんと冷静になってきて、「まあ何とかなるだろう」と思えると怒りもおさまるのですが、「まあ何とかなるだろう」と思えない人はいつまでも怒り続け、「言いがかり」にしがみつくことになります。

ですから、「言いがかり」というのは、どれほど横柄な態度で行われるとしても、「何とかしてよ」という悲鳴なのです。

「言いがかり」に対して逆ギレしてしまうと事態が悪化するのは、相手にとってますます現実が受け入れがたくなるから、と考えるとわかりやすいものです。

とにかく、自分がとっさの怒りにとらわれたときには、「単に自分の予定が狂ったから困っているのだ」と思ってみましょう。

これは、おもしろいくらいに、あらゆる状況に当てはまるはずです。

そういう視点を持つだけでも、「とっさの怒り」は手放しやすくなります。

ムカつくのは心が傷ついたから……「心の傷」を反映した怒り

【例7】自分のミスではないのにクライアントからクレームをつけられ腹が立った。
【例8】すごく悩んで買ったプレゼントをあげたのに文句を言われて頭にきた。
【例9】「そうじしたの？」など、今やろうとしていることを言われて、ムッ！

今度は、同じ「予定狂い」でも、単なる偶発的な事故というより、「相手との関係性の中で心が傷ついた」という色彩が強いものです。

例7の場合、本来はクレームをつけられるわけがないところでつけられた、という意味では明らかな「予定狂い」なのですが、それと同時に、自分はこんなに頑張っているのに認めてもらえない、という「心の傷」も関係しています。

例8は、すごく悩んで買ったのだから喜んでもらえるはずだったのに文句を言われた、という意味ではやはり「予定狂い」ですし、プレゼントを選んだ自分の労力が全く報《むく》われていない、という「心の傷」もあります。

例9も、やろうとしていたときに指摘されるというのは完全な「予定狂い」ですし、やろうとしていた自分を信頼してもらっていない、という問題もあります。「そうじしたの？」というのは、質問の形ではありますが、「あなたはいちいち言われないとできないダメな人ね」という批判的な雰囲気を伴うものです。ダメ人間のように言われてしまったら、やはり心は傷つくものです。

こうした「心の傷とセットになった怒り」は単なる「予定狂い」の場合よりも強く長くなる傾向にあります。

心に傷があると怒りやすくなる

単なる「予定狂い」であれば、その衝撃に順応していくにつれて落ち着いていきます。しかし、心の傷を反映した怒りは、心の傷が癒されない限り積み重ねられていき、「自分のことを大切にしてくれない」など関係性そのものを問題と感じるようになり、「くすぶる不満」につながりやすいのです。

これが「怒り」のもう一つの側面。怒りには、「予定狂い」のパニックだけではなく、自分の心の傷を反映したものがあるのです。

自分の心を傷つける相手を「加害者」と考えれば、相手に対して怒りを覚えるというのは理にかなったことです。

また、すでに心に傷がある場合、痛みに対して敏感になっていますから、ちょっとしたことでも「脅威」に感じて、怒りを持ちやすくなります。心が深く傷ついている人は、心身の全体が「再び傷つけられないようにすること」に集中するため、少しでも「脅威」と感じられることは徹底的に排除する、というふうに考えるとわかりやすいと思います。

傷が癒されれば、怒りを手放せる

このタイプの怒りは、過去のことを思い出したときにも感じられます。自分の心にまだ傷がある場合、今現在誰かが自分を傷つけているわけではなくても、「あのとき、あんなことを言われた！」などと、傷つけられた過去を思い出すことで、怒りを感じるのです。

「自分の傷はまだ癒されていない」という感覚と怒りはセットになっています。自分の傷が癒されたと感じると、怒りを手放すことができるようになります。

例えば、歳を重ねて、「まあ、あれも青春の一頁だったんだな」と過去を許す気になるときには、もはや自分が傷ついているという感覚はなくなっているものです。

心の傷が生み出す怒り

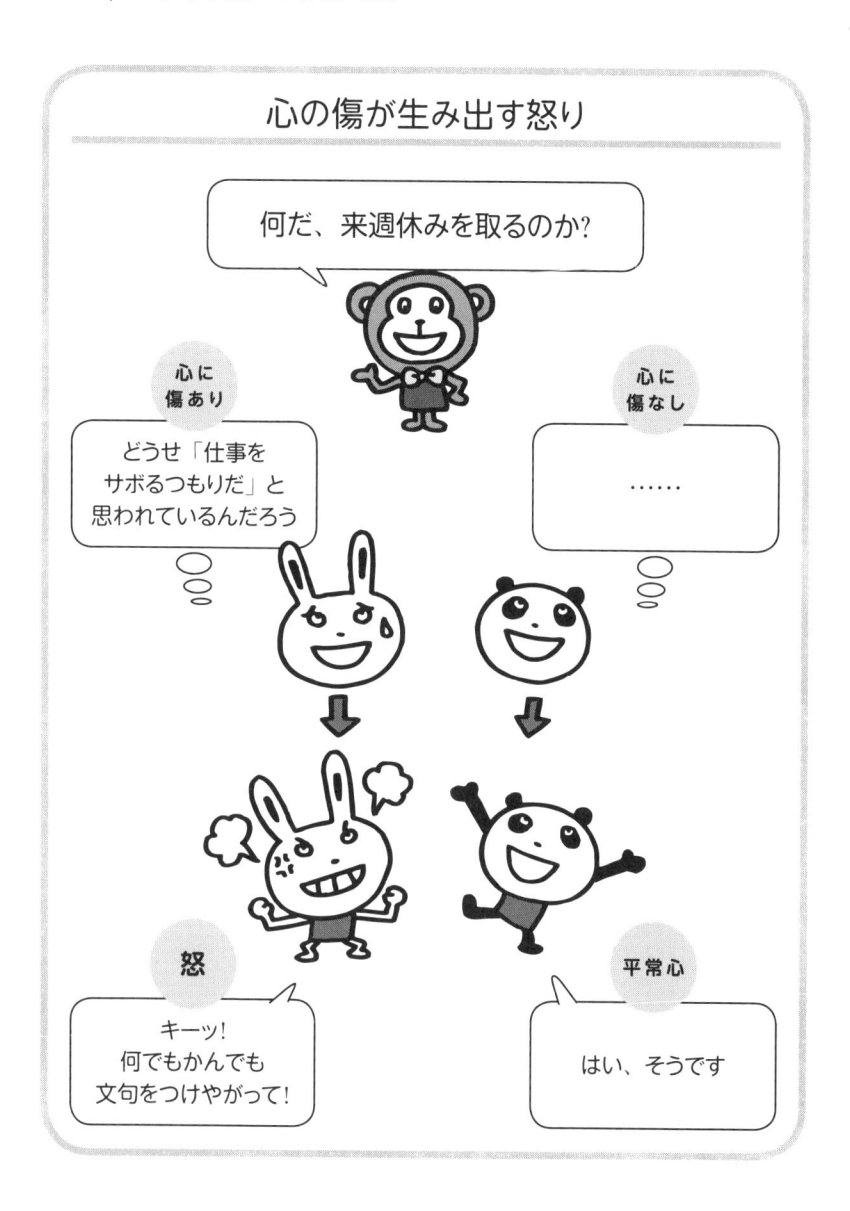

何だ、来週休みを取るのか？
心に傷あり
どうせ「仕事をサボるつもりだ」と思われているんだろう
心に傷なし
……
怒
キーッ！何でもかんでも文句をつけやがって！
平常心
はい、そうです

怒りの根っこにある「我慢」……「あり得ない」人に対する怒り

【例10】電車で隣の女性が化粧をしていて、イライラする。
【例11】父親がパンツ一枚で歩いていて、ついイライラしてしまう。

このようなタイプの怒りもありますね。「人間としてあり得ない行動」をとる人にイライラする、というようなケースです。こういう場合、自分が「被害者」として何かをされたわけではありませんし、心に傷を負ったわけでもありませんから、ここまでの話が当てはまらないように感じるかもしれません。

強いて言えば「見たくないものを見させられている」という被害でしょうか。

しかし、目をそらしても怒りがおさまるわけでもなく、「そういう人の存在そのものがムカつく」などと感じられることもあります。

こうした「人間としてあり得ない」という怒りに関連しているのは、「自分はちゃんとやっているのに」という気持ちです。

「我慢」が生み出す怒り

出社時間　ギリギリセーフ

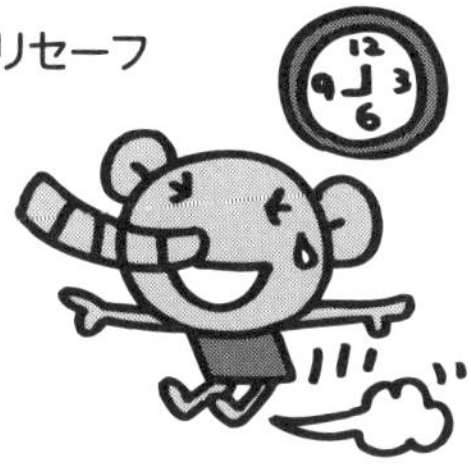

我慢あり

・始業15分前には出社する（イヤだけど）
・始業前に上司の机をふく（イヤだけど）

我慢なし

……

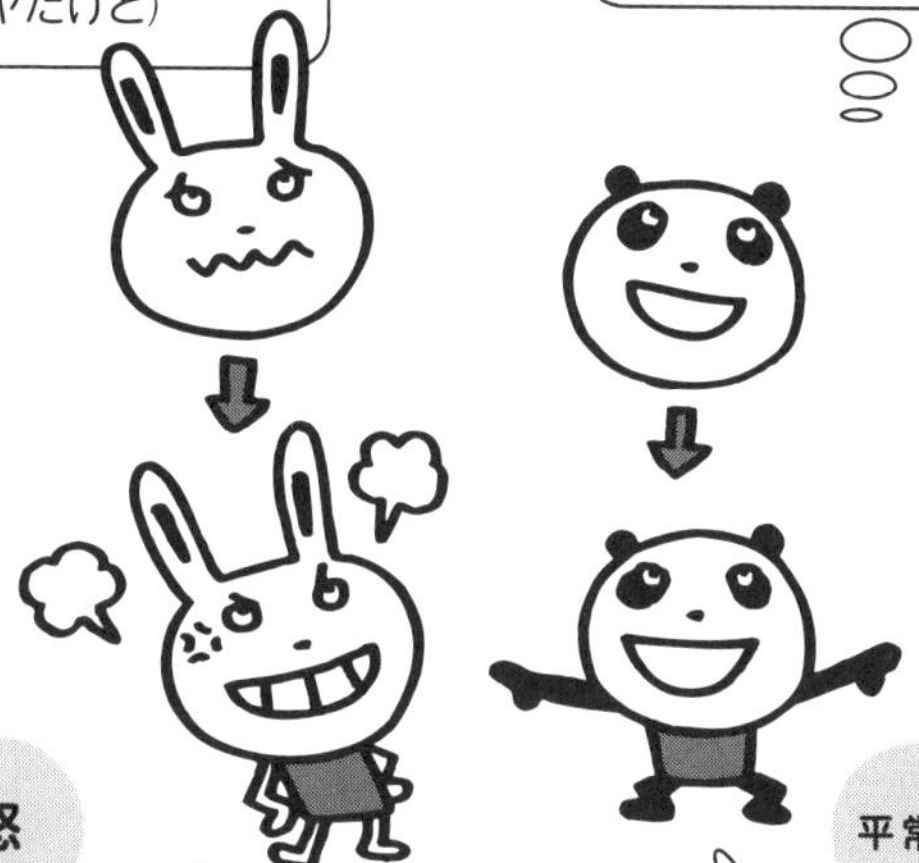

怒

キーッ!
ギリギリで出社するなんて、あり得ない!

平常心

セーフでよかったね!

我慢しているから、ムカついてしまう

私たちは社会におけるマナーを守るために、それぞれが少しずつ我慢をしています。「自分も電車の中で化粧をすれば、朝あと二十分余計に寝られたかもしれないし、パンツ一枚で歩きたいときもあるけれども、マナーだから我慢している」ということもあるでしょう。

自分は我慢しているのに相手は我慢していないというとき、それはやはり「被害」ということになります。

電車で化粧をしている人を同じように見ても、ほとんど気にしない人もいるでしょうし、怒りを感じずに、ただ興味深く見つめる人もいると思います。

これはそれぞれがどれだけ我慢しているか、つまり「我慢度」の問題と言えるでしょう。自分も好きなようにやっているという人の場合、他人の異常な行動に寛容になりやすいのです。

これは「予定狂い」という観点からも考えられます。

「我慢度」が高い人の場合、「電車で化粧するなんてあり得ない」というように、我慢する以外の選択肢はない、と考えていることも多いですから、そうでない人を見たときの「予定狂い度」も高い、ということになります。

特定の状況や人物に腹が立つ場合

○同僚や上司、取引先の人やママ友など、頻繁《ひんぱん》に顔を合わせなければならないけれども、顔を見る度にムカムカしてしまう「苦手な人」。
○要領よく立ちまわる人など、決して受け入れられない「苦手なタイプ」。
○他のことを言われてもそんなに頭にこないのに、ある一言にはカチンときて、状況を冷静に見ることができなくなってしまう「苦手なフレーズ」。

こんなふうに、特定の「苦手」があるという人も多いと思います。

自分が過去に人からバカにされて傷ついたことがある場合、そのテーマに関することを言われたり、そのテーマに関する行動をとられたりすると、特に感情的になりやすいでしょう。それは、「心の傷」があって、その部分は特に痛みに敏感になっているからです。

あるいは、「痛いところを突かれてカッとした」ということはありませんか?

自分でも矛盾していると思いながら何とか取り繕っているときに「それって言い訳だよね」と言われる。

自分でも太ったことを気にしているときに「太った？」と言われる。

こうした状況では、カッとして、強く自己正当化したり、相手に反撃したりしがちです。

これらは、「何とか取り繕う」という予定が狂ったと考えればわかりやすいでしょう。さまざまな「予定狂い」の中でも特に苦手なパターンがある人も多いですが、一般に「心の傷」を守るために立てていた予定が狂うと、「やられた！」という感覚は強くなるものです。

もちろん、特定の人（状況）に腹が立つ原因は、「心の傷」だけにあるわけではありません。前述したように「我慢」もその一つ。自分が特に人間として我慢していることがあれば、それを逆なでするような人を強く「許せない」と感じるものです。

特定の「苦手」がある人は、それが自分の何を刺激しているのか、よく考えてみると、いろいろな発見があると思います。

怒りは心の悲鳴！

本章では、「予定狂い」による怒りや、「心の傷」や「我慢」から生み出される怒りなど、さまざまな種類の怒りを見てきましたが、いずれにも共通しているのは、「怒っている当人が『被害』に遭って、困った状況にある」ということです。

つまり「怒り」は「困ってしまった自分の心の悲鳴」ととらえることができるのです。この視点の転換はコントロールを取り戻すために大きく役立ちます。

「腹が立って仕方がない！」などというときには、「誰が悪いか」を考えていく前に、「自分が困った状況にある」ということを認識してみましょう。

「自分はいったい何に困っているのだろうか」という視点を持てば、自分が本当に求めていることがわかり、ただ怒りのエネルギーにふりまわされるだけ、という状況から解放されていきます。

「怒りは心の悲鳴」ということが腑《ふ》に落ちたら、いよいよ、「怒り」への現実的な対処法へと進んでいきましょう。

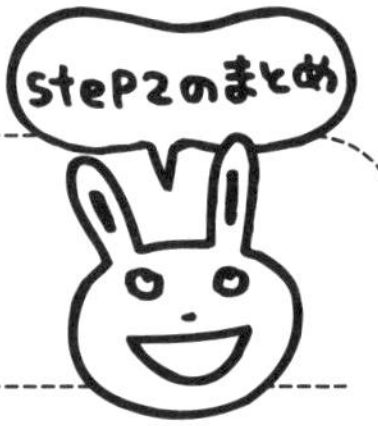

「予定狂い」「心の傷」「我慢」の怒りとは?

1

「予定が狂ったから、
腹が立ったのでは?」と疑ってみよう。

2

「心の傷に触れたから、
ムカつくのでは?」と疑ってみよう。

3

「自分が我慢しているから、
他人にイライラするのでは?」と疑ってみよう。

4

自分は「どんな状況に、どんな人に」
腹を立てがちなのか、考えてみよう。

5

怒りは自分の「心の悲鳴」
と考えてみよう。

Step 3

原因は「役割期待のずれ」だった

「怒り」がスーッと消えていく「対人関係療法」

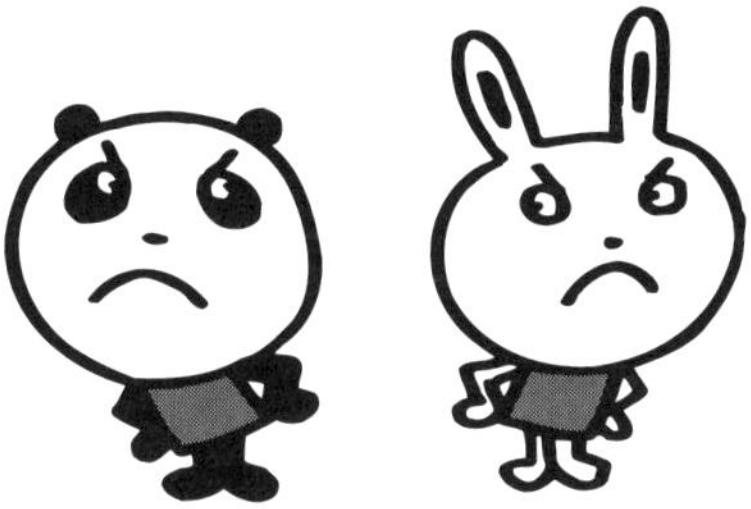

対人ストレスは「役割期待のずれ」から起きる

私が専門としている対人関係療法では、あらゆる対人ストレスを「役割期待のずれ」として見ます。ちょっと難しい言葉なので説明しましょう。

私たちはあらゆる人に対して、何らかの「役割」を期待しているものです。駅ですれ違った知らない人にすら、「知らない人」という「役割」を期待しています。ですから、そういう人が馴れ馴れしく近寄ってきて、くだけた口調で話しかけてきたりすると、不快に感じるのです。

自分が期待した通りの役割を相手が果たしてくれていれば、また相手が自分に期待している役割が自分も引き受けたい役割であれば、ストレスはありません。しかし、相手が自分の期待通りに動いてくれなかったり、相手が期待してくることが、「やりたくないこと」や「できないこと」だったりすると、ストレスになります。

相手との関係の中で「怒り」が起こるとき、そこには必ずこうした「役割期待のずれ」があると言ってよいでしょう。

「役割期待」がずれていないか考えよう

ですから、もしもあなたが誰かに「怒り」を感じるならば、「役割期待のずれ」を検証してみましょう。これはお互いの関係がよくなるチャンスです。

その際に検証する必要があるのは、次のようなことです。

○自分は相手に何を期待しているのか。
○それは相手にとって現実的な期待なのか。
○自分の期待は相手に伝わっているのだろうか。
○相手は自分に何を期待しているのか。
○相手が本当にそれを期待していると、確認したか。
○相手からの期待は自分にとって問題なく受け入れられるものか。
○受け入れられない期待であれば、どのように変えてもらったらよいか。

お互いが期待していることは何か？

例えば、自分が忙しいときに、前触れもなく急ぎの仕事をふってきた上司に怒りを感じた場合。

このとき自分は相手に何を期待しているのでしょうか。

実はこうしたことはよく整理されていない場合が多いのですが、少し考えてみると、「仕事をふるときは、こちらの都合に合わせてほしい」あるいは「仕事を突然頼むときは、もっと気遣いを示してほしい」ということになるでしょう。

それは相手にとって現実的な期待なのでしょうか。

そもそもこちらが忙しいかどうかを知らない、もともとそんなデリケートな人ではない、ということもあるでしょう。

自分の期待は相手に伝わっているのでしょうか。

「今は忙しいから仕事はふらないでくださいね」とでもはっきり伝えていない限り、上司は知らないかもしれません。

相手は自分に何を期待しているのでしょうか。

頼んだ仕事は有無を言わさず速やかにやるように、ということでしょうか。そう期待されていると思うから、怒りが湧いてくるのかもしれません。

相手が本当にそれを期待していると、確認したでしょうか。

「私はこんなに忙しいのですが、有無を言わずに引き受けて、速やかに仕上げなければならないのですか」と尋ねたのでなければ、本当にそう期待しているかどうかはわかりません。相手の期待を本当に確認できていることはむしろ稀《まれ》なものです。

「役割期待」がずれている

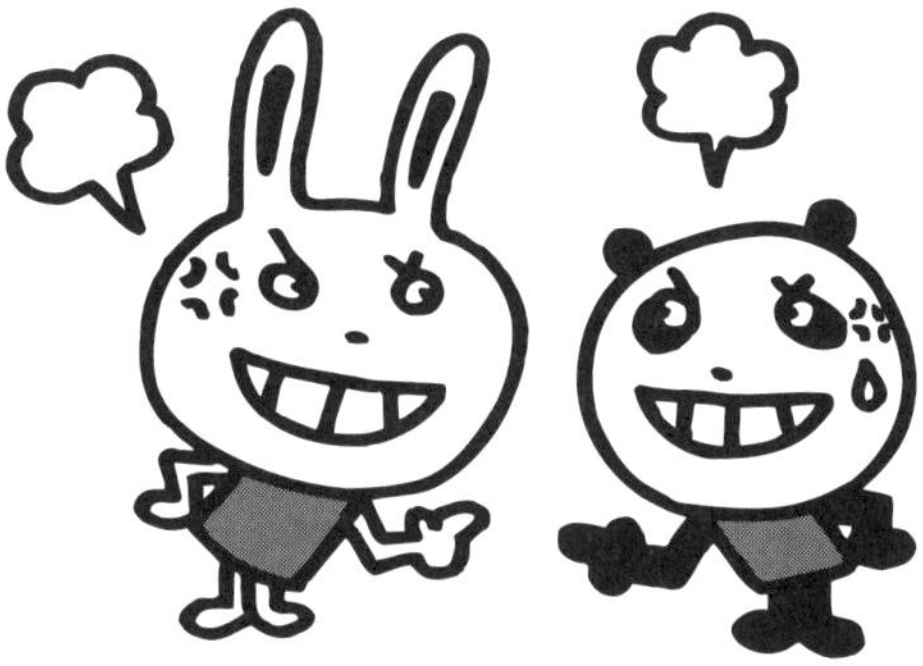

私の意見にパンダが黙って従うべきだ！

相手への「役割期待」

私の意見にウサギが黙って従うべきだ！

相手への「役割期待」

↖　↗

ずれている

相手からの期待が確認できたとして、それは自分にとって問題なく受け入れられるものでしょうか。

怒りが「反射的な怒り」を超えて長引いているのだとすれば、受け入れるのが難しいのかもしれません。

受け入れられない期待であれば、どのように変えてもらったらよいのでしょうか。

上司からの期待を「仕事をふっても、忙しければ断ってほしい」「期限を延ばす相談をしてほしい」「今の仕事とどちらを優先するか、相談した上で適切に働いてほしい」のいずれかに変えてもらうことができるかもしれません。

紙に書いて整理してみよう

治療の中で行うときには治療者と患者さんとでじっくりと話し合っていきますが、一人で検証していくときには、紙に書いてみるとよいと思います。

ただ単に「あの人がストレス」と言っているときよりも、ここまで細かく検証してみたときの方が、解決ははるかに進みますし、自分がただの被害者でどうすることもできないという無力な感覚から脱して、相手との関係は自分でコントロールできる部分もあるという感覚を持つことができるようになります。

「してほしいこと」をちゃんと伝えよう

「役割期待のずれ」は、日常のさまざまな場面で起こります。
具体的な例を見ていきましょう。

【例12】仕事の愚痴を話しても彼が共感してくれないことが不満。

こんなケースの場合、自分は彼にどんな形で「共感」を示してほしいと思っているのか、そして、そもそもそのことは彼に伝わっているのか、ということを見ていきます。すると、実はほとんど伝わっていないということが多いものです。

聴いてもらいたい女、解決してあげたい男

男性には「仕事に不満があるのなら、解決策をアドバイスしてあげなければ」という「問題解決志向」の人が多いもの。「恋人の愚痴をただ聴いて共感する」とい

う選択肢がもともとない場合もあります。「何か役に立つことを言って解決してあげなければ」という気持ちが強く、「ただ聴いてあげるだけなんて、何の役にも立たなくて申し訳ない」と本気で思っている人も少なくないのです。ですから、「ただ聴いて『大変だったね』と言ってくれればいいの」「アドバイスはしないでほしいの」と伝えるだけで、うまくふる舞えるようになる男性もいます。

照れ屋の場合、「大変だったね」というセリフは難しいこともあるでしょう。そんなときには、「ただ聴いている」という姿を「共感」の表現として受け止めていく必要があるかもしれません。あるいは、「大変だったと思わない？」と聞かれれば「思うよ」と答える、というレベルでＯＫにするなど、相手の性格や実力に合わせて、「相手に期待する役割」を考えてみるとよいでしょう。

【役割期待のずれ】

彼女「私の気持ちをわかってほしい」

⇔

彼氏「役に立つことを言ってあげなければ」

（↓**「聴くだけでいい」と伝える**）

相手のタイプに合わせた「役割」を期待する

【例13】 残業ですごく疲れているのに、夫が家事を手伝おうとしなくてムカムカ！

ここでもチェックポイントの第一は、「**それが伝わっているか**」です。

遅く帰ったのだから、残業で疲れていることくらいわかっていて当たり前、疲れているときには家事をやってもらいたいのは当たり前、と思い込まずにちゃんと言葉で伝えているかどうか見てみます。もしも伝わっているのにやってくれないのであれば、**役割期待が相手にとって現実的ではない**のだろうと考えてみます。

日頃あまり家事をしない男性の中には、家事への苦手意識があって、「指示されないことには手を出さない」というタイプの人もいます。不用意に手を出して責められたりすることが怖いのです。一方、自主的になら家事をするけれども、指示されるとやる気を失う、というタイプの人もいます。まずは本人がどちらのタイプなのか、じっくり話し合ってみるとよいと思います。

タイプによって「役割期待」を変える

指示されなければできないタイプだったら、「指示されなくてもやる」という役割期待は不毛ですから、諦めて指示をするか、指示機能を持ったシステム（チェックリストを作って、夫が自らやるべきことを確認できるようにするなど）を作り、「指示されればやる」という役割期待に変えた方が現実的でしょう。

「私がこんなに疲れているのに指示させるなんて」と妻が怒っても、そもそも夫にとって可能な役割ではないことを期待しているわけですから不毛ですし、ストレスになるだけです。

指示されるとやる気を失うというタイプであれば、「今日は残業で本当に疲れているの。家事をしてくれると本当にありがたいわ」などと、相手のやる気を出させる言い方をしてみるとよいでしょう。「指示通りに家事をする」という役割期待から、「自分のやる気に基づいて家事をする」という役割期待に変更するのです。あれこれ口出しをしたくなるかもしれませんが、「自分の指示通りにやってもらう」という期待がかなえられることはまずないでしょう。口を出せば夫は家事をしなくなるだけだと思います。

その人の「タイプ」は、持って生まれた性格やそれまでの人生が反映されているものであり、変えようとして変えられるものではないからです。かなえられない期待は、手放してしまった方が楽です。

本当は心が傷ついている

これらの作業を、単に、「期待のレベルを下げる」という次元で見てしまうと「我慢させられるのか」と感じるかもしれませんが、実際にはそんなことはありません。もともと、夫に対して怒りを感じているのは、単に自分の家事が減らないという物理的なことだけではなく、「こんなに疲れている自分をいたわってくれない」という「心の傷つき」があるからなのです。

本当は「指示されればやるけれども、指示されなければできない」というだけの夫なのに、「**家事をしない＝私への愛情がない**」と解釈してしまうので、怒りが生じるのです。

しかし、夫に合わせた役割を期待することで、愛情を感じられる機会も増えます。ですから、結果として「我慢させられる」という感じ方にはならないのです。

自分側の不適切な役割期待が、夫からの愛を感じることへの障害になっていると考えるとわかりやすいと思います。

もしかすると、夫婦の問題は「家事をする、しない」ということにあるわけではないのかもしれません。そもそも妻が働くことに夫が不満を持っている場合、家事を手伝わないなどの非協力的な態度に表れる場合もあります。本当の不満はどこにあるのかをきちんと話し合っておかないと、どんどん夫婦関係のずれにつながってしまいます。単に「家事をしてくれない」というレベルにとどまらず、本質的な話し合いをした方が関係性は改善するでしょう。

「やってくれない」ということには何らかの理由があるはず。その理由を相手と共に探っていこう、というふうに取り組んでいくと、被害者意識にふりまわされてただただ怒りと疲れがたまるのみ、という状態から抜け出すことができるはずです。

【役割期待のずれ】

妻「私が疲れていることを察して、何も言わなくても家事を手伝ってほしい」

⇔

夫1「妻がなぜイライラしているのかわからない」（**→事情を伝え、相談する**）

夫2「指示されたらやる」（**→指示する。指示機能を持ったシステムを作る**）

夫3「指示されるとやる気を失う」（**→やる気を出させる言い方をする**）

まず「相手が何を期待しているか」を知ろう

【例14】「何時に帰るの？」など、母親がいちいち干渉してくるのがイラつく。

この状況における自分からお母さんへの「役割期待」とお母さんから自分への「役割期待」を整理してみましょう。

そのためには、なぜお母さんが「何時に帰るの？」と聞いてくるのかを知る必要があります。「干渉してくる」と受け取っていますが、本当に干渉しているのかどうかから見ていきましょう。一番簡単なやり方は、お母さんに「なぜ何時に帰るか知りたがるの？」と聞いてみることです。

母親が期待していることは何？

お母さんは親であると同時に同居者でもあります。同居相手が何時に帰ってくるかがわからないと、戸締まりやキッチンの片づけなど、何か困ることがあるのかもしれません。こうした場合、親としてではなく同居者として、合理的な解決策を考えればよいでしょう。例えば、「11時を過ぎて帰るときは、戸締まりやキッチンの片づけに責任を持つ」というルールに落ち着くかもしれません。

母親の期待は自分に合っているか

もちろんお母さんは親ですから、子どもの安全を常に願っていると思います。子どもが何らかの事件に巻き込まれたらと思うと心配で、帰宅時間を知っておきたい親もいます。でも、一人暮らしをしていれば、その程度のリスクは常にあるもの。お母さんの心配がどの程度合理的なものなのかをじっくり話し合いましょう。そしてある程度合理的だと思えば、「11時を過ぎるときだけ連絡する」というやり方にするのもよいかもしれません。これは親の過干渉につき合うということではなく、大人として自分の安全を確保する、という考え方です。

あるいは、お母さんは本当に子離れできていなくて、干渉しているのかもしれません。それが明確になれば、「もう大人なのだから、大人として尊重して」と言ってよいでしょう。お母さんがそれをすぐに受け入れるかどうかはわかりませんが、目指すべき方向は見えると思います。

母親の口グセは止められない

単に「行ってらっしゃい」と同じくらいの軽い意味で「何時に帰るの？」と言う人もいます。そんなときには、「何時に帰るのと聞かれるとしばられているみたいに感じるから言わないで」と言えば、ハッと気づいてやめてくれるかもしれません。あるいは、「ただの口グセだから、気にしないで、答えなくていいわよ」ということになるかもしれません。口グセはまさに「癖」であって、意識してもなかなか変えることができないものです。やめられない口グセなのであれば、お母さんに引き受けてもらう役割は「口グセをやめる」ことではなく、「質問に答えてもらえなくても気にしない」ということになります。

以上に見てきたように、同じ「何時に帰るの？」という質問でも、それがどういう役割期待を反映したものかによって、こちら側から期待すること、伝えることも違ってきます。お母さんが期待していることに合ったことを言えば役割期待はうまく調整できますが、そうでなければ、単に不毛な対立が続くだけでしょう。

例えば、お母さんが単にキッチンの片づけのことを気にして帰宅時間を聞いているのであれば、「干渉しないで」と言っても「わがまま」としか思われないかもしれません。すると、「そんなに勝手なことを言わないで」などと言われてしまい、こちらはさらにカチンとくる、ということにもなるでしょう。

役割期待の調整をする際には、まず、相手の言動が、どのような期待を反映したものなのかを知ることが重要です。

相手の期待をよく理解した上でなければ、こちらからも現実的な期待をすることはできません。

ただこちらの言い分を伝えればよい、というわけではないのです。

【役割期待のずれ】

私「お母さんに干渉してほしくない」

⇔

母1「家の戸締りが心配だから、帰る時間を教えてほしい」

（↓「**11時を過ぎたら、戸締まりに責任を持つ**」**というルールにする**）

母2「子どもが心配だから、なるべく早く帰ってきてほしい」

（↓「**大人として尊重して**」**と伝える**）

母3「何となく習慣で、帰宅時間を聞いてしまう」

（↓**聞き流しても、気にしないでもらう**）

他人を変えようとするのは不毛

すでに見てきた例もそうですが、相手への期待を調整していく際に、とても重要なポイントがあります。

それは、「相手を変えようとしない」ということです。相手に期待することは、「今の相手が無理をしなくてもできること」にとどめる必要があります。

【例15】叱っても態度を改めない部下にイライラする。

多くの怒りが、「相手を変えようとする不毛な努力」の中で起こってきます。

「不毛な」と書いたのは、人は変えることができないからです。

相手を変えることができると思っていると、怒りから解放された人生を送ることはできません。

よくある怒りのパターンとして、「こんなに相手のことを思ってやったのに……」

というものがあります。相手のために汗をかいたのに、相手がそれに応えて変わろうとしなければ、ショックで腹が立つものです。

こんな怒りも、「自分が誠心誠意取り組んであげれば、相手は変わるはず」という思い込みがあるところに起こってきます。

人は「それぞれのタイミング」でしか変わらない
もちろん人は「変わる」ことはできますが、人を「変える」ことはできません。

それぞれの人にはそれぞれのプロセスがあって、本人が変わろうと思うとき、変わる準備ができたときに、変わっていくものです。

何かをきっかけにして変わることはありますが、それは、自分のプロセスとそのきっかけのタイミングが合った場合で、同じきっかけがあっても全く生かされないこともあります。何年か前に読んだときにはちっとも心に響かなかった本でも、今読んだら人生を変える本になった、などということもよくありますね。

相手の不適切な言動が、単なる知識の欠如によるものであれば、指摘するだけで変わるかもしれません。

これは「変わった」というよりも「気づいた」「知った」という話です。

指摘をしても変わらない人の場合、それは、「今のところ変われない」ということになります。そのような人に対して変わることを期待し続けていると、いつまでも望みはかなわず、「被害」に遭い続けることになります。

相手が変わらなくてもできる役割を期待する

今のところ変われないのであれば、今の相手にでもできる役割を期待した方がずっと合理的です。

例えば、毎日の報告をきちんと上げてこない、という部下に対して、「言われなくても自発的に報告を上げてくる」という役割を期待してしまうと、その期待は毎日裏切られ、怒りが積み重ねられていきます。部下とよく話し合って、どういう形ならできるのか、ということを工夫していくとよいでしょう。

その際、業務に支障をきたさないためのこちらの最低ラインは「毎日報告を受けること」となるでしょう。そうであれば、「報告は、と促《うなが》されたら報告を上げる」というレベルに役割期待を調整してもよいでしょうし、報告のための定時を設けて、その時間には必ずミーティングをするという習慣を作ってもよいでしょう。

「社会人なのだから、促されなくても報告を上げるべき」などという役割期待にしがみついていると、怒りが量産されていくだけです。

叱るのをやめるだけでも効果あり

それでは成長がないではないか、と思うかもしれませんが、もちろんそんなことはありません。

人は基本的には前進する生き物なので、環境さえ整えば変わっていきます。人を変えることはできませんが、人が変わりやすい環境を作ることはできるのです。

ですから、叱って相手を変えようとするのではなく、何が相手の変化を妨げているのかをよく調べて、その障害を取り除いてあげた方が効果的です。

このあたりも、役割期待を調整するための話し合いの中で、工夫すべき点がわかってくることでしょう。

そこまで丁寧にしなくても、単にイライラと叱ることをやめるだけでも効果があるかもしれません。

人間は批判されると防衛の姿勢をとりますから、叱るのをやめてあげるだけでも、前向きに変わっていく可能性が高まるものです。

「言いにくいこと」を伝える方法

【例16】 お金や貸した本をなかなか返してくれなくて腹が立つ。

貸したものはスムーズに返してほしいですが、返し方にはそれぞれのペースがあり、そのペースがずれると怒りにつながります。

この場合、こちら側の役割期待は「貸したものは、言われなくても速やかに返してほしい」ということになりますが、相手にはその役割期待は合っていないようです。相手の状態に合わせて役割期待を調整する必要があります。

つまり、「言われたら返す」という役割期待に変える必要があるのです。

そのためには、こちらから「返して」ということを伝える必要が出てきます。

でも、人に「返して」と言うのは、なかなか難しいですよね。

特にそれがお金の場合には、「ケチな人だと思われるのではないか」などという心配もあって、言い出しにくいものです。

期待していることを「正確」に伝えてみよう

こんなときには、「自分が期待していることを正確に伝える」ということを考えてみるとよいと思います。

つまり、「返してほしい」ということだけでなく、「ケチな人だと思わないでほしい」ということも同時に伝えるのです。

もちろん、「お金を返してほしいけれども、ケチな人だと思わないでね」などと言うのはおかしいですから、言い方としては「今月ちょっとお金がピンチだから、この前のお金を返してくれる?」、小銭であれば「今日小銭を忘れちゃったから、この前のお金を返してくれるとありがたいんだけど」などという形になるでしょう。

本の場合は、「あの本、○日に別の友だちに貸す約束をしたから、それまでに返してくれる?」などと言えばよいでしょう。

もちろん、「お金がピンチ」「小銭を忘れた」「友だちに貸す」というのは、「**嘘も方便」であって、事実である必要はありません。**

単に、「私がケチだから返してほしいのではなく、事情があるから返してほしい」ということを伝えるためには、よいやり方だということです。

「返してと言ったら、ケチだと思われるのではないか」などと不安になっているときには、状況を自分でコントロールすることができていません。

ただ「返して」と言うだけでは、自分がどう思われるかを相手に完全にゆだねてしまっているようなものだからです。

でも、「その本を友だちに貸すから返してね」と言えば、本を返してもらえるし、お互いのメンツも傷つかないわけですから、「ケチだと思われずに、本を返してほしい」という望み通りになり、状況をかなりコントロールできている感覚になるはずです。

こうやって、「自分は状況をコントロールすることができる」という感覚を取り戻し、「被害者」から脱すると、怒りを手放すことができるのです。

【役割期待のずれ】
私「お金を返してほしい」「ケチな人だと思われたくない」
⇔
友だち「……（忘れている）」「言われたときに、返せばいっか」
（↓「今月お金がピンチだから、返してほしい」と友だちに伝える）

「どんな関係を持つか」は自分で決められる

【例17】「大酒飲みの友だち」と「飲めない自分」、いつも割り勘にされてイライラする。

このような不公平な状況が続くと怒りは蓄積されます。「被害」が続くからです。「自分が払うべきお金だけを払いたい」という期待が満たされるように伝えればよいのでしょうが、「今さら言えない」ということもあると思います。「今まで不満を抱えながらも黙ってきたの？」と思われて、気まずくなってしまう可能性があるからです。理想的には初回に指摘すればよいのですが、「一回くらいは……」と思ってしまい、どんどん繰り返されていく、というケースも多いでしょう。

こんなときにはどうしたらよいでしょうか。これからも大切にしたい相手であれば、やはり勇気を出して打ち明けてみた方が結果的にプラスだと思います。これも「嘘も方便」で、ある日「今日はお金がピンチだから、自分が飲んだ分だけでいい？」と聞いてみてもよいと思います。相手はただこの状況の理不尽さに気づいていないだけで、指摘されるとハッとして、「そういえば全然飲んでいないよね」ということになる場合も多いでしょう。それをきっかけに習慣が変わるかもしれませんし、次のときにも「ごめん、実は今日もピンチで……」と言っていけば、新たな習慣として定着するのにもそれほど時間はかからないと思います。

そんなやり方に相手が不満を持つようであれば、価値観が全く違う人なのでしょう。それでも友だちでいたいか、友だちでいるとしてもお酒とは関係のないつき合いだけをするかなど、選択肢はいろいろとあります。

「あの人と会うと余計なお金を払わされる」というところにとどまってしまうと完全な「被害者」ですが、相手との関係をどうするかをもっと自分で決められれば「被害者であること」から抜け出せるのです。

【役割期待のずれ】

私「平等にお金を払いたい」

⇔

友だち「……（不平等に気づかない）」

（↓**「金欠だから飲んだ分だけでいい？」と友だちに伝える**）

相手には相手の「事情」がある

すべての人がそれぞれの「事情」を抱えています。

持って生まれたもの、育った環境、現在の生活や仕事の問題など、その人の事情は基本的には本人にしかわかりません。

どんな人も、それぞれの事情の中で、できるだけのことをしながら生きています。周りから見て「努力が足りない」と思うような場合でも、本人は自分の事情の中で最大限の努力をしているものなのです。

人を変えることができないのはこれが理由で、相手はすでに最大限の努力をしているので、人から言われて変わるほどの余裕がないのです。

相手への役割期待を考える際には、「本人にしかわからない事情があって、その中でベストを尽くしている姿が現状なのだな」という目を持つようにすると、ストレスがたまらなくなります。例を見てみましょう。

【例18】後輩の生意気な態度が鼻についてイライラする。

職場で毎日顔を合わせる人にイライラしていると、生活の質はぐっと下がりますよね。仕事そのものは好きでも、職場にそういう人がいることによって仕事に行くのが嫌になってしまうことすらあります。

後輩の生意気な態度が鼻につく、というのは、「先輩としての自分が尊重されないので心が傷ついている」ということもあるでしょうし、「自分は目上を尊重し、生意気な態度をとらないように我慢しているのに」という気持ちもあるでしょう。あり得ないタイプの人がいる、という意味では「予定狂い」でもあります。

しかし、その後輩が生意気な態度をとることについても、後輩なりの「事情」があるはずです。

「その行動の裏には事情がある」と考える

例えば、弱肉強食の環境で育ってきて、少しでも弱い態度を見せるとやられてしまう、と思っているのかもしれません。あるいは対人不安が強くて、とても相手との心の交流に目を向ける余裕などなく、今の自己中心的なスタイルでないと人と関われないのかもしれません。何らかの発達障害のために、全体のバランスを見ることが苦手という場合もあるでしょう。しかし今の状況は単なる現状に過ぎません。現在の環境に馴染《なじ》んでいくにつれて対人関係の様式も変わってくるでしょう。対人不安も、治療や日常生活の中で、少しずつコントロールされていくかもしれません。発達障害があるのであれば、自分が苦手なことを知っていく中で、「そういう言い方は失礼に聞こえるよ」という指摘を受け入れるようになっていくでしょう。

いずれも、その人なりのプロセスが必要で、今すぐに改められるような話ではありません。生意気に見える人を「生意気だ」という目で見てしまうと、ますます生意気に見えてくるものです。しかし、何らかの不適切な言動の裏には何らかの事情がある、ということを知っておけばこちらの気持ちがぐっと楽になります。

【役割期待のずれ】

私「生意気な態度はやめるべきだ」

⇔

後輩「弱い態度でいるとやられる」「このスタイルでないと無理」

（↓「後輩には何か事情があるのかもしれない」と考える）

ずれをなくすべき人、なくさなくていい人

これまで役割期待のずれについてお話してきましたが、いったいどのくらいの力を入れてずれを修正したらいいのでしょうか。あらゆる人間関係において、ずれをなくすために全力を尽くしていたら、とても消耗してしまうでしょう。

まず、私たちの対人関係を図に示してみましょう。

最も距離が近いところに「重要な他者」と呼ばれる身近な人たち、次にそれほどは親しくないけれどもまあまあ親しい親戚や友人などとの関係、その他、仕事上の人間関係などがあります。

「重要な他者」との間では、ずれをできるだけなくす方が望ましいです。

「重要な他者」との関係において深刻なずれが放置されてしまうと、その絶望感や無力感が生活全般に及んでしまい、うつ病などにもつながりかねません。

なにしろ毎日顔を合わせる度に「このずれをどうすることもできない」という現実に直面するのですから、そのストレスはかなりのものになります。

一方、親戚や友人との関係は、それほど濃厚ではありませんので、「ある程度は仕方がない」と考えることができます。自分が人間として譲れない一線は守るとしても（例えば、自分の配偶者は自分で選ばせてほしいなど）、まあ時々会ったときに文句を言われるくらいは、相手も悪気がないことだし仕方がない、と妥協しても大丈夫でしょう。相手への役割期待を、「譲れないところだけはこちらのやり方を尊重してもらう」というレベルに調整します。

「関係のないこと」は放っておく

次に仕事上の人間関係においては、「その仕事がうまくいくために必要な範囲で役割期待を調整すればよい」ということになります。

相手のことを人間として受け入れられなくても、自分がその仕事をするに当たって支障をきたさなければ、「関係のないこと」と見逃してよいのです。

例えば、同僚の服装が「社会人としてあり得ない」と思っても、同僚がその服を着ていることが自分の業務に直接の支障をきたさないのであれば、「関係のないこと」になります。もちろん、相手が営業の相方でその服装が業績を下げるようであれば、話し合いが必要でしょう。

「親しさ」によって変えていい

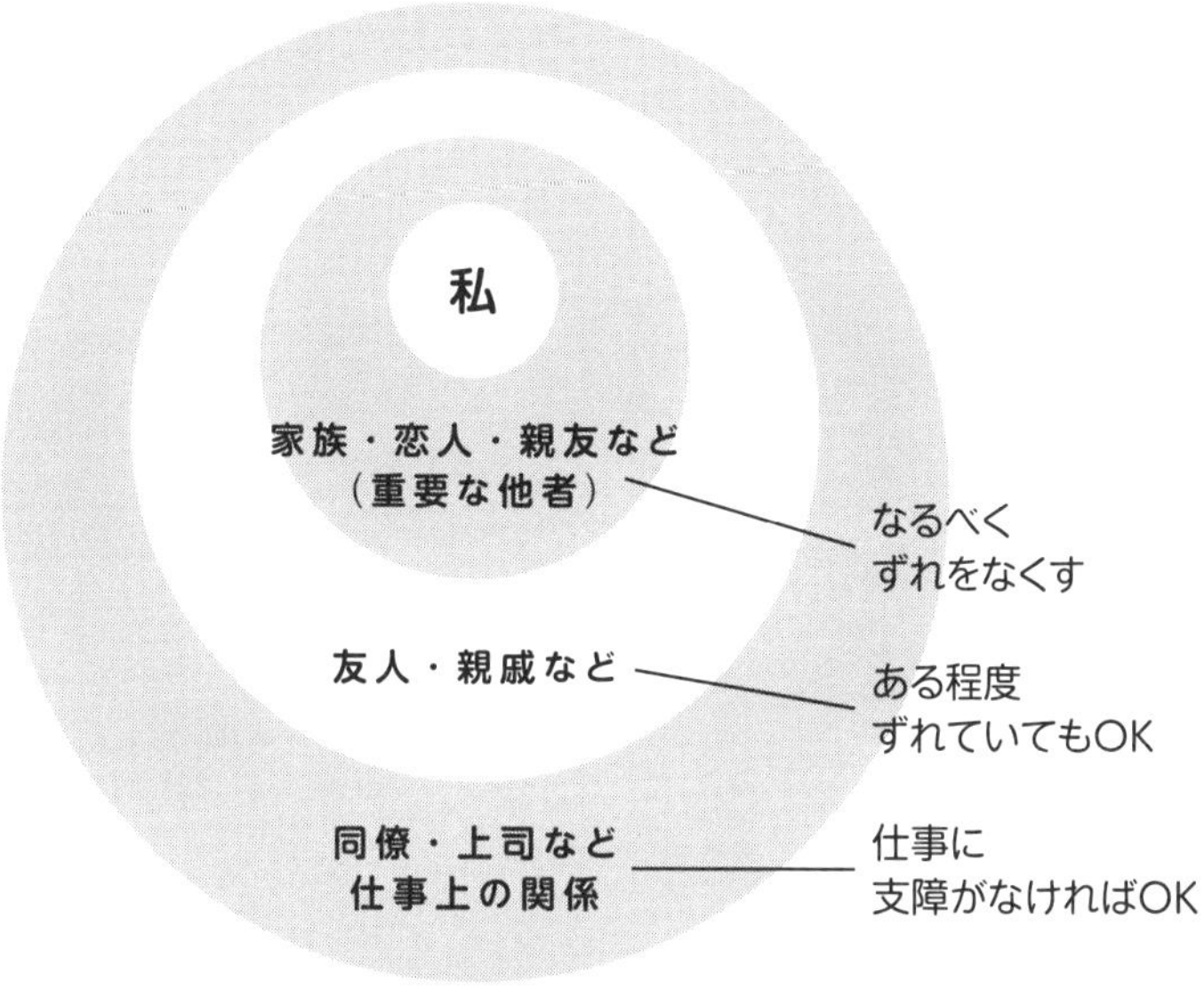

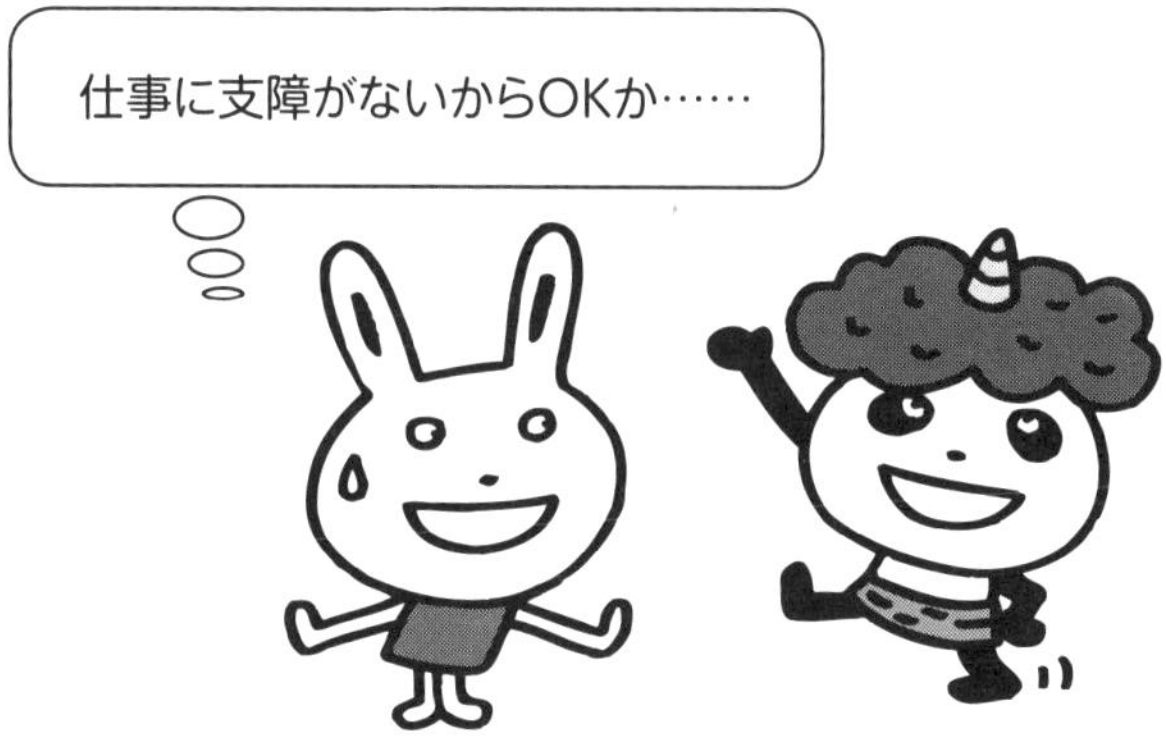

【例19】 陰口を言う同僚が許せない。

陰口を言う同僚がいたとしても、それによる実害が業務上ないのであれば、「まあ関係のないこと」になります。これはにわかには受け入れがたいかもしれませんが、その同僚と友だちになりたいのでなければ、相手の人間性は関係ありません。また、「陰口」である以上、話されているのは相手の領域内であって、こちらには関係のないこと。陰口を言うのは言う本人にとって案外リスクが高いものですから、その人が勝手にそういう人生を引き受けることについてとやかく言う必要はありません。

相手とうまくやる必要はない

もしも実害があるのであれば対処する必要がありますが、その際にも「陰口を言わないよう相手を矯正すること」が目標にはなりません。自分は相手の先生でもなければ家族でもないのですから、矯正してあげる筋合いもないのです。**相手とうまくやっていく必要すらありません。**単に、自分の仕事に支障をきたさないようにすればよいのです。

なぜここで陰口を言う本人を相手にしないのかと言うと、実害が出るほどの陰口を言うような人には、それなりの「事情」があるからです。それもかなり難しい事情だと思います。相手を変えることはできませんから、向き合って「陰口はやめて」と言ったから止まる、ということはないはずなのです。むしろその要求を攻撃と感じてさらにひどくやり返してくる、ということになりかねません。それよりも、他の人の協力を求めるなど、より効果的な態勢を作った方が余程うまくいくでしょう。

【役割期待のずれ】

私「私の陰口を言わないでほしい」

⇔

相手「○○（何らかの事情によって『陰口体質』になっている）」

（↓「実害がなければ陰口を言われても関係ない」と考える）

本章で「役割期待のずれ」という考えに馴染んだところで、次章ではそれを調整するためのコミュニケーションについて見ていきましょう。

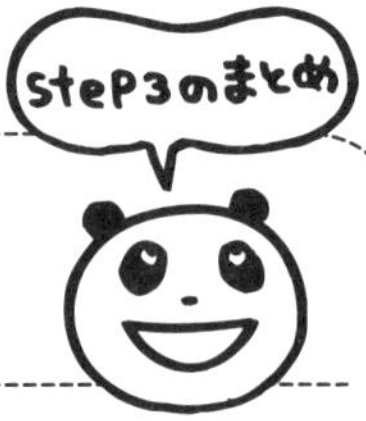

「役割期待のずれ」って何?

1

相手にムカッときたら、相手への
「役割期待」がずれていないかチェック。

2

自分が相手に何を期待しているのか、
整理して、わかりやすく伝えよう。

3

相手が自分に何を期待しているのか、
よく確認してみよう。

4

他人を変えようとしてもムダ。

5

ずれをなくすべき相手か、
ずれを放置してよい相手かをよく考えよう。

Step
4

この話し方をすれば、争わなくてすむ

「怒らない」「怒らせない」コミュニケーション術

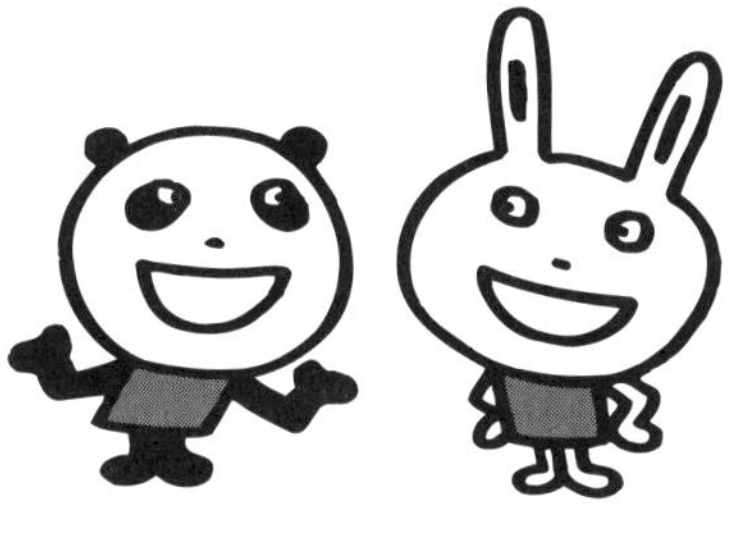

「評価」は相手への暴力！

本章では、コミュニケーションによって怒りをコントロールする方法をご紹介していきましょう。その大前提として、評価を下すことが相手への暴力だということを確認しておきたいと思います。80ページでもお話ししましたが、私たち一人ひとりに、自分にしかわからない事情があります。そうした事情を知らない人から何かを決めつけられると、カチンとくるものです。

例えば、急な仕事が入ってデートをキャンセルしなければならなくなったとき。自分でも悔しいし、悪いと思っているのに、「あなたって本当に仕事人間なのね」などと決めつけられると、「人の気も知らないで」とカチンときます。

あるいは、目がまわるほど忙しくてデスクを片づける暇もない、というようなときに、「君は案外だらしないんだね」などと言われると、これまた「どんなに忙しいか、知らないくせに」とカチンとくるものです。

「仕事人間」も「だらしない」も他者に対して下す「評価」です。

「評価」というのは、自分なりに現実を解釈しようとする試みなのですが、往々にして相手にとっての現実とはずれているものです。それを「あたかも真実のように」相手に押しつけるのは、とても暴力的なことです。

今までにカチンときたコメントを思い出してみると、ほとんどが「他人によって下された評価」だったのではないでしょうか。

「評価」ではなく「どうしてほしいか」を伝えよう

評価は相手への攻撃のようなものですから、相手の怒りを誘発し、反撃を食らうことになります。「あなたって本当に仕事人間なのね」と言われた人は、「その口のきき方は何だ」と、相手に評価の仕返しをするかもしれません。

あるいは、「君は案外だらしないんだね」と言われた人は、「あなたと違って暇ではありませんからね」などと反撃するかもしれません。

そんな反撃を受ければ、さらに怒りが誘発されます。評価は、怒りの連鎖を引き起こしていくのです。これは殴り合いの喧嘩みたいなものです。

相手に伝えるべきは「どうしてほしいか」であり、「自分がどういう評価を下しているか」ではないのです。

問題になっている行動だけに注目！

前章でお話しした「役割期待のずれ」の調整をする際にも、評価はマイナスに働きます。人は自分の人格にネガティブな評価を下されると、必ず自己防衛をしますので、役割期待をすり合わせることに協力的になってくれないからです。

私たちは、何かの不満を伝え始めると、「だいたいあなたはいつも……」とか、「……しようともしない」など、相手の人格に踏み込むような発言をしがちです。

しかし、ポイントは、「相手を変える」のではなく、「行動を変えてもらう」ということにあります。相手を変えることはできない、というのはすでに見てきた通りですが、今の相手に可能な範囲で行動を変えてもらうことはできます。

つまり、現在問題になっている行動だけに注目するのです。

ですから、「この行動が困る」ということだけを伝えればよく、「そもそもあなたは」という話をすると逆効果になってしまいます。「いつも」「全然」という言葉が出てくるときは、まず人格批判になってしまっていますから、要注意です。

相手の人格を信じて、「この行動が困るのだけど、何とか協力してくれない？」と相談するイメージで伝えましょう。

「あなたって○○」ではなく「私が○○」と伝える

期待に応えてもらうためには、「自分の事情だけを話す」というやり方が効果的です。主語を「私」にして話しましょう。

主語を「あなた」にして相手の話をすると、必ず相手に評価を下すことになってしまいます。前述しましたが、評価を下されると人は自分を守ろうとしますので、相手に対して協力的になりにくくなります。自分の事情だけを話して、協力を依頼するのが、最も効果的なやり方なのです。

例えばデートをキャンセルされたときには、「あなたって」と責めるのではなく、「(私は) 楽しみにしていたから本当に残念」と自分の気持ちだけを言えば、相手からはずっと誠実な埋め合わせが期待できるでしょう。

わかりにくい伝え方が「怒り」を生む

また、「自分の事情だけを話す」というやり方に徹すると、「役割期待のずれ」が起こりにくくなってきます。

あいまいだったり間接的だったりするコミュニケーションは、ずれが起こりやすいもの。自分の不満をため息や沈黙で伝えようとしたり、持ってまわった言い方をしたりするなど、わかりにくい伝え方をして「自分の気持ちを読んで」というような態度でいると、超能力者でもない相手は、必ずずれた解釈をするものです。

ところがこちらは、「自分の気持ちは伝わったはず」と思い込んでいるのですから、「言ったのにやってくれない」ということになってしまいます。

ここから怒りが生まれます。

直接言ったからといって、角は立たない

なぜ私たちがあいまいなことを言ったり、間接的なコミュニケーションをしたりするのかと言うと、それは、「直接言うと角《かど》が立つ」からです。

でも本当にそうなのか、ということを見ていくと、そこで「角が立つ」と思われるコミュニケーションは、「君は案外だらしないいんだね」というように、「あなたは」式のものであることがほとんどなのです。

こういう言い方は確かに角が立ちますが、それは、直接的なコミュニケーション

だからではなく、相手に評価を下しているからなのです。

直接的に「自分の事情を話す」ことに徹していけば、最もずれを作らないコミュニケーションになります。そして、ずれを作らないということは、それだけ怒りも起こらない、ということなのです。

ムッとされない伝え方

例えば相手がデスクを散らかしていることが本当に耐えられないと思うのであれば、「**君は**案外だらしないんだね」と言うのではなく、「**僕は**散らかったデスクを見ると、ものがなくなるんじゃないかと思って気が気じゃないんだよ」と言ってみます。相手からは「ご心配をかけてすみません。仕事が一段落したら必ず片づけますね」という前向きの答えが返ってくるかもしれません。

あるいは、「自分では何がどこにあるか、これでもわかっているから大丈夫なんですよ。まあでも散らかり過ぎですね」という和《なご》やかな説明があるかもしれません。

心の中で「心配性の上司だな」と思いつつ、「すみません」と微笑むかもしれません。少なくとも、「君は案外だらしないんだね」と言ったときのムッとした反応は返ってこないはずです。

「要求」ではなく「依頼」をする

相手に期待に応えてもらうためには、「要求」しないことも大切です。

自分の事情を話して協力を依頼するのはよいのですが、要求してしまうと、相手を追い詰めることになり、得られる協力も得られなくなってしまいます。

「○○してくれるとありがたいんだけど」という距離感が「依頼」です。相手には断る自由もありますし、協力の形を変えるという選択肢もあります。

一方、「要求」は息苦しく迫ってくるもので、「○○しなさい」という命令にも近いものです。断る自由も、内容を修正する自由も感じられないことが多く、それを自分に対する脅威と感じて防衛したり反撃したりしてしまう人もいます。

例えば急な仕事でデートをキャンセルしなければならないとき、「埋め合わせは必ずしてもらうからね」「ドタキャンはこれで最後にしてよね」などと言われると反発したくなりますよね。「できればね」と投げやりになったり、「忙しいからな」と予防線を張ったり、「その口のきき方は何だ」と反撃に出たりするでしょう。

領域をはみ出るとケンカになる

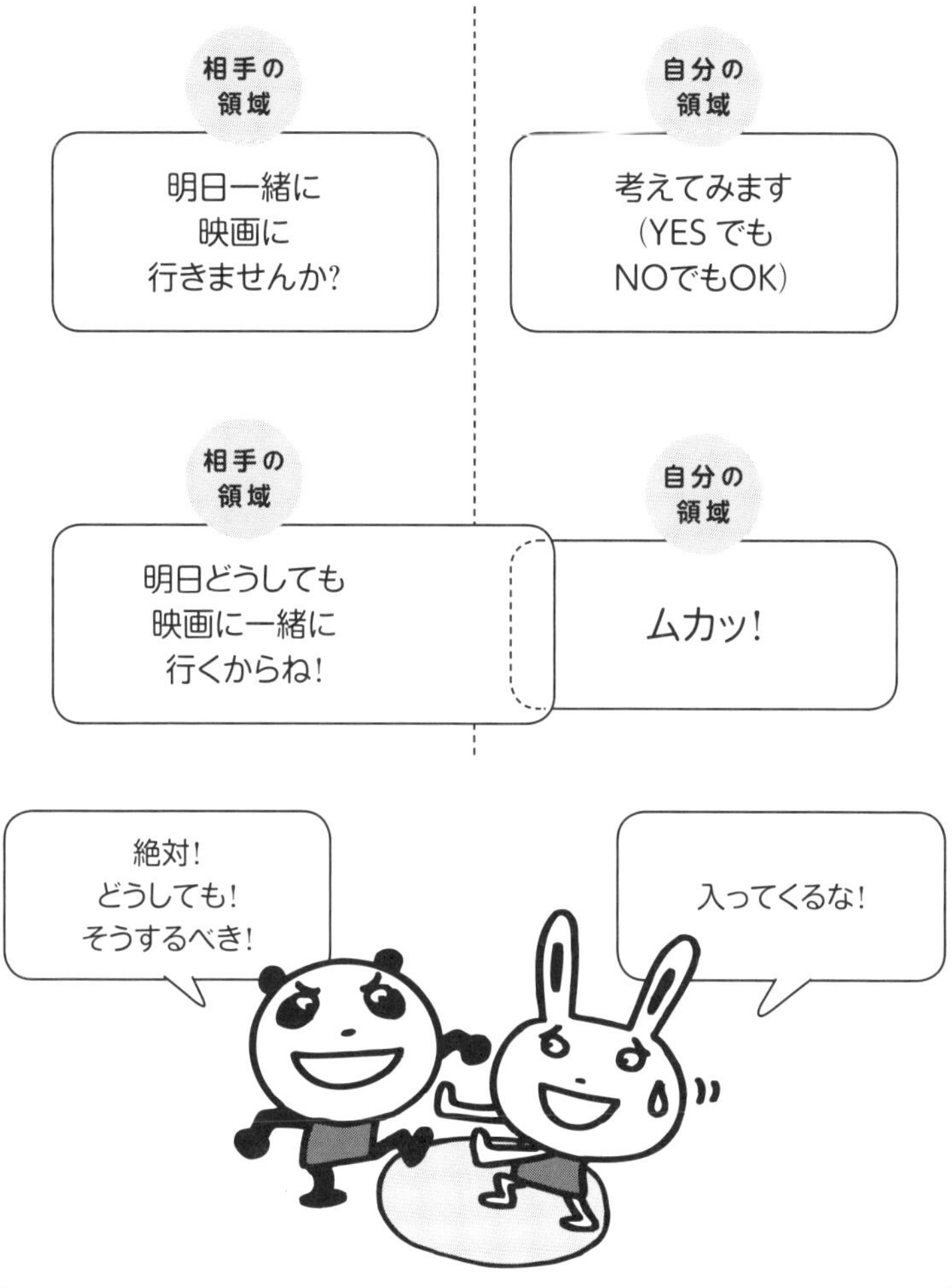
相手の領域
明日一緒に映画に行きませんか?
自分の領域
考えてみます（YES でもNOでもOK）
相手の領域
明日どうしても映画に一緒に行くからね!
自分の領域
ムカッ!
絶対! どうしても! そうするべき!
入ってくるな!

相手の領域に侵入する言い方

要求というのは、相手の領域に立ち入ってあれこれ言うものです。

つまり、「あなたは」のコミュニケーションなのです。例えばこの例で考えると、要求の前提にあるのは、「あなたはひどいことをした」という決めつけです。「埋め合わせは必ずしてもらうからね」は「あなた」をコントロールしようとする言い方であり、完全に相手の領域に侵入してしまっているのです。

一方、「近いうちに会えると嬉しいんだけど」という言い方であれば、相手もできるだけ実現しようと思うでしょう。その前提にあるのは「楽しみにしていたから残念」という自分の気持ちであり、「会えると嬉しい」というのも自分の希望です。これが相手の領域に立ち入っていない、「私は」のコミュニケーションなのです。

人は、自分の領域に立ち入られると相手を押し出そうとしますし、自分の領域が守られると余裕ができて相手に対して協力的になります。

ですから、要求よりも依頼の方がはるかに望みが実現する可能性が高いのです。

よく考えると、これは皮肉な話です。要求するときの方が私たちは必死なのですが、実現する可能性は要求したときの方が低くなってしまいがち。「強く言わなければ聞いてもらえない」というのは錯覚なのです。

相手からの評価にムカッとしたときは？

自分は相手に評価を下さないように努力しても、相手からは評価を下されてしまうことも多いでしょう。そんなときにムカッとしないためには、どうしたらよいのでしょうか。

【例20】「その男は許さん」「そんな仕事はダメだ」など認めてくれない父親にイライラ。

この状況を「父親がわかってくれない」と見れば、それは明らかに「被害」ですから、怒りが湧き起こります。また、こちらの領域に入ってきて、知りもしないことを決めつけている、というふうに見てもやはり被害です。

でも、先ほどの考えを応用して、「あなた」ではなく「私」を主語にして書き換えてみましょう。「その男は」「そんな仕事は」ではなく、「私（父親）は」という文章にするとどうなるでしょうか。
「私は、この結婚で自分の娘が不幸になったら、と思うととても心配だ」
「私は、そんな仕事では娘が苦労するのではないかと心配だ」
ということになるでしょう。
こう書き換えてみるだけでもだいぶ雰囲気が変わりますね。

相手の「不安」を見抜こう

実は、決めつけが激しい人ほど不安が強いものです。

他の可能性を考えてみることができないほど、不安で余裕がないということなのです。

父親は「わかってくれない」のではなく、「不安でいっぱい」なのだという見方ができると、こちらの被害者意識も手放しやすくなります。

すでに不安でいっぱいの人に、単に「許して」「認めて」と迫っていっても、不安が余計に強まるだけでしょう。

それよりも、「心配してくれてありがとう。でも、自分でできるだけやってみるね。その方が後悔しないと思うから」「いずれ許してもらえるようにがんばってみるね」などと、安心させてあげるようなことを言った方が効果的でしょう。

安心させることで、相手は変わる

「心配してくれていることに感謝している」

「失敗してもあなたのせいにはしない」

「今すぐイエスと言わなくても大丈夫」


などというメッセージは、相手を安心させる効果があるはずです。

もちろん、それでころりとお父さんが変わることは期待しない方がよいでしょう。人は変わるときにしか変われないからです。

ただ、安心させた方が、不安にしがみつかなくなる分変わりやすくなることは事実だと思います。

なお、そこまでやさしくしてあげなくても大丈夫です。

単に「不安なんだな」と思うだけでも敵対的な空気が変わりますし、「まあ、いずれ安心してもらえるように、今はとにかくやってみよう」と、自分の中にある「お父さんの理解」へのこだわりを手放して前進することもできるでしょう。

「ふうん、そう思うんだ」と返せばいい

【例21】「その服ダサイよ」「その靴ないよね」など上から批判する友人にムカつく。

ここまであからさまに評価を下されたときには、「評価には評価で返さない」という考え方が役に立ちます。相手からの評価は銃弾のようなもの。真に受ければ傷つきますし、撃ち返せばさらにひどく返ってくるでしょう。

評価という銃弾に当たらないように、ただ受け流すのが最も安全です。そのためには、「相手の評価に対して、何の評価も下さない」という姿勢がよいのです。

お勧めは、「ふうん、ダサイと思うんだ」「ああ、そう思う?」などと、発言を受け止めずにただそのまま返す、というやり方です。こうすれば、相手の発言に対して評価を下すことが避けられます。「うん、そう思う」と言われても、また、「ふうん、そう思うんだ」と返せばよいだけです。

答えを用意しておけばイライラしない

「もっとかわいい服を買えば？」「もっとファッションを研究すれば？」などと言われても、やり方は同じです。「そうか、そう思うんだ」と言い続けてもよいですし、「考えてみるね」というのも、無難な言い方です。

こんなふうに、安全な切り返し方を決めておけば、相手の言葉にいちいちイライラさせられることもなくなります。

イライラは、相手の発言を脅威ととらえてしまうために起きる「反撃感情」なのですから、「ああ言われたらこう言おう」と決めておくだけで、「脅威」の度合はずっと下がるはずです。

ちなみに、これは単なる切り返し方の話ではありません。評価というのはあくまでも相手が相手の領域内で下しているもの。「ふうん、そう思うんだ」という以上の何ものでもありません。それを「自分への攻撃」と解釈してしまうから、「被害」が生じて、怒りが湧いてくるのです。そもそも、相手の服がダサイと思ったからといって、そのままズバズバ言うものでしょうか。普通は言いませんよね。そういう最低限の配慮ができないということは、相手には何らかの「事情」があるということ。そう思えば、怒りも手放しやすくなるでしょう。

自分の領域を侵されそうになったら

【例22】「会社やめなよ」「別れなよ」など人生を否定されてカチンとくる。

自分が相手の領域に立ち入らないようにすると同時に、自分の領域を守ることも、円満な対人関係を築く秘訣です。最も注意すべきなのはアドバイスです。

この例のアドバイスだとわかりやすいですが、**アドバイスは全般に、相手の領域に立ち入るものです。**

会社をやめるのがよいのか、やめられるのか、ということは本人にしかわからない「事情」の話です。そこにズカズカと入り込んでいくのは、暴力的とも言えます。

アドバイスは相手の現状を否定している

そもそもアドバイスには常に毒があります。

アドバイスというのは、「現状はよくないからこう変えた方がよい」という性質のものですから、常に相手の現状に対する否定的なニュアンスがあるのです。

この例の場合にはとても明確ですが、「この会社にいることはよくない」「その人とつき合っていることはよくない」という前提の上に、「会社やめなよ」「別れなよ」というアドバイスが出てくるのです。

もちろん、自分自身も現状がよくないと思っている場合も多いでしょう。でも、72ページでお話したように、人は変わるときにしか変われないもので、よくないと思いながらも機が熟すまでは現状を続けるしかないと思うときもあります。自分でよくないと思っていることを指摘されると、まさに、「痛いところを突かれる」ということになりますから、その痛みはさらに増すことになります。

アドバイスという形で自分の領域にズカズカと土足で踏み込んできて否定する、というような相手のやり方につき合う必要はありません。それにつき合ってしまうと、まさに「不法侵入された」ということになり、強い怒りを感じることでしょう。

ですから、自分の領域への不法侵入を許さなければよいのです。

アドバイスは相手の「心の悲鳴」

どういうふうにするかというと、これを「侵入」ととらえない、というやり方が最も効果的です。「私の問題だから放っておいて」と言えば相手のアドバイスは止まるかもしれませんが、侵入されたという事実は消えず、怒りを手放すことは難しいでしょう。「侵入」ととらえないようにするためには、アドバイスを「単なる相手の心の悲鳴」と受け止めてみるとうまくいきます。

アドバイス好きな人ならわかると思いますが、アドバイスというのは「つい言ってしまう」ということが多いものです。他人の現状をただ静観することができずに、ついアドバイスしてしまうのです。

ですから、アドバイスとは、現状に耐えられない相手の悲鳴、と考えることができます。どれほど「あなたのため」という言い方であっても、「現状に耐えられない」という相手側の問題なのです。

こちらの領域に「侵入」されたわけではなく、相手は相手の領域の中で悲鳴を上げているに過ぎない、と考えると自分の領域は守られます。

悲鳴を上げている相手に対してであれば、なだめるために「心配してくれてありがとうね」などと言えるでしょう。もちろん相手の言う通りにする必要もないですし、怒る必要もなくなります。

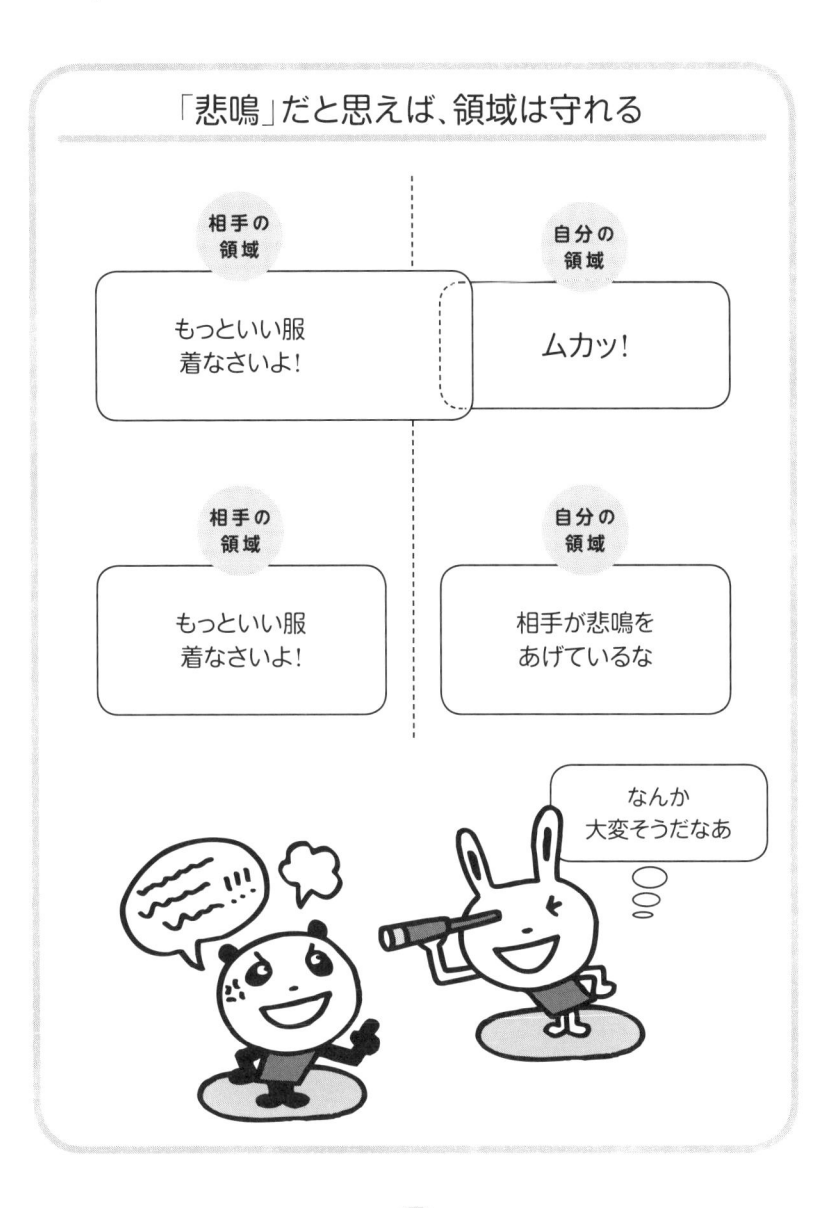

「悲鳴」だと思えば、領域は守れる

相手の領域	自分の領域
もっといい服 着なさいよ!	ムカッ!

相手の領域	自分の領域
もっといい服 着なさいよ!	相手が悲鳴を あげているな

聴いてもらえるときに話す

コミュニケーションをコントロールして、自分の期待を満たしていくためには、「相手の都合をよく考えた話し方」をしていく必要があります。

どんな人間も完璧ではありませんから、コンディションのよいときと悪いときがあります。そしてもちろん、余裕があるときに言われたことの方が、協力しようという気持ちになるものです。いつなら話を聴けるか、ということが一番よくわかっているのは本人でしょう。「じっくり話したいことがあるけれども、いつなら聴いてもらえる？」と直接聞けばよいだけのことです。

「忙しくて時間がとれない」と言われてしまうようなら、メールや手紙などであらかじめこちらが言いたいことを伝えておき、タイミングがよいときに返事をしてほしい、と頼むのも手です。メールや手紙なら余裕がないときには読みませんから、結果としてよいタイミングをつかめるでしょう。

こうして相手の都合を優先することも、相手の領域を侵さないということになり、

結果として自分への「協力姿勢」を引き出しやすくなります。

「話を全然聴いてくれない」という怒りをため込まずにすむでしょう。

「自分で対処できる」が怒らなくなるコツ

ここまでは、「適切な対処」の仕方を考えてきました。

自分はいつでも「適切な対処」ができる、ということがわかってくると、だんだんと怒りにくくなってきます。

怒りをためておくよりも「適切な対処」をして怒りの「原因」をなくしてしまった方がずっと楽だからです。また、「適切な対処」をしていく中で、相手との関係性も深まり、豊かなものになっていくことが多いのです。

怒りを抱え込んでいたときには見えなかった相手の一面も見えて、受け入れやすくなることも多いでしょう。それだけ怒りも減ってくるものです。

「怒りという感情」の意味を知り、現状を改善させるためにそれを役立てていく、という意味ではここまででも十分なのですが、せっかくですから、「そもそも怒らない人になる」ということを次章から見ていきましょう。

お互いの領域を守る「話し方」とは?

1

他人に「評価を下す」のはやめよう

2

相手に何か頼むときは、
「要求」ではなく「依頼」をしよう。

3

不愉快なアドバイスは相手の
「心の悲鳴」だと受け止めよう。

4

他人からの評価は「自分の価値を表すもの」ではなく、
「ただ単に相手が思ったこと」だと受け止めよう。

5

自分のこととしてとらえず、
「受け流す」ことを覚えよう。

Step
5

もうめったなことではイライラしない

「評価」をやめれば、「怒り」が消える

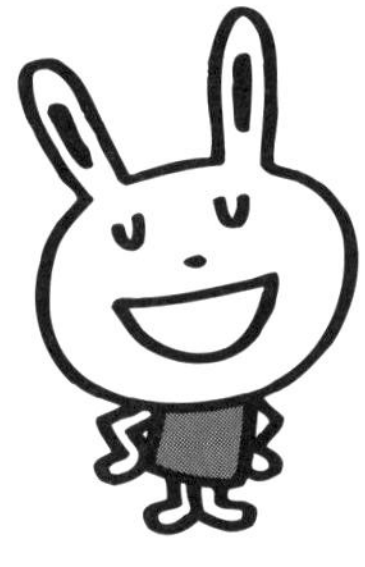

「被害者」になるのはもうやめよう！

怒りは、「ひどい」という思いを反映した感情、つまり、自分が何らかの形で被害に遭っていることを知らせてくれる感情だということを見てきました。「予定狂い」も一種の被害ですし、「心の傷」を反映した怒りは、明らかに被害者意識と一体化しています。

つまり、「被害者でない人は怒りを感じない」と言ってよいと思います。

ですから、起こってしまった怒りをどうするか、という以前に、そもそも自分は本当に被害者なのか、ということを検証してみるとムダに怒らずにすみます。それが習慣になってくると、最初から「被害者」になることが減ってきて、だんだんと怒りにくくなってきます。怒ってから手放すよりも、そちらの方がはるかに楽でしょう。

ＤＶ男性の定番のセリフに、「お前が俺を怒らせたんだ」というものがありますが、**そもそも私たちは他人を怒らせることなどできません。**

せいぜい、怒りのきっかけを与えるくらいしかできないのです。

怒りというのは、自分の領域で起こる感情です。「自分が」怒っているのです。

怒りは「状況のとらえ方」で変わる

もちろん人間が生き物である以上、反射的な怒りを百パーセント手放すことは難しいでしょう。生物としての自己防御能力がある限り、違和感のあるものは「脅威」と感じるようになっているからです。

しかし、手放せないのは反射的な感情のことであって、少なくとも「怒り続ける」「怒りを相手にぶつける」ということを選んでいるのは、自分自身です。

この選択は、「この被害に対して怒るか怒らないか」というレベルで行われるわけではありません。「その状況をどう見るか」というレベルでの選択なのです。

例えば、その状況を「自分への攻撃」と受け取れば、怒り以外の選択肢はないでしょう。でも、「相手の心の悲鳴」と見たり、「単に相手の事情を反映した現状」と考えたりするなど、受け取り方にはさまざまな選択肢があります。

反射的な怒りを感じたとしても、どういう受け取り方をするかは自分で選ぶことができるのです。

「そう言われてもとても選べない」と思うかもしれませんが、意識することによって訓練していくことができますし、「自分への攻撃」ととらえない方が自分も安全で心地よいことに気づくと、だんだんと新たな習慣に馴染んでくるものです。「自分への攻撃」と受け取らなければ、被害者になることもありませんし、怒りにとらわれることもなくなります。では例を見てみましょう。

【例23】二人で会っているときに、携帯で長電話されてムカついた。

こんな状況も、ついつい「自分が粗末にされた」と怒りを感じるものです。

でも、本当にそうなのでしょうか。

相手がなぜ長電話をしたのか、ということは本当のところわかりません。

また、相手が電話の相手と自分の価値を比較した上で長電話したのか、ということになるとますますわかりません。

とても久しぶりの人からの電話だったのかもしれません。電話を切ることが苦手なのかもしれません。「今人と会っている」と言うタイミングを逸《いっ》してしまっただけなのかもしれません。あるいは単に、「まあ、自分が電話している間には、相手も好きなことをしているだろう」と考える自由主義者なのかもしれません。

わかっていることは、「相手が長電話をした」ということだけで、それが「自分を粗末にする行動」だったのかどうかは実のところわかりません。

それなのに、「自分が粗末にされた」と思い込んでしまったとしたら、それは「わざわざ自分で自分を傷つけている」ということになってしまいます。

傷つけているのは自分

例えば、他の人が同じ状況に遭遇した場合、「それはあなたが粗末にされたのだ」と断定するでしょうか。そんなことは言わないでしょう。「相手にも何か事情があったのだろうけど、失礼ね」という程度に考えるのではないでしょうか。

「自分が粗末にされた」と思うとき、私たちは「怒り」を感じて、「相手のせいだ！」「相手が悪い！」と「相手」に意識を向けるものです。しかし、こうやってよく見てみると、この状況を「自分が粗末にされた」ととらえることで、実は「自分」を傷つけていることになるのです。

逆に、「まあ、何か事情があったんじゃないの」と思う場合、相手を許してあげているように見えて、実は「自分を傷つけない」選択をしていると言えるでしょう。

こうして見てくると、私たちは**出来事そのもの（相手の長電話）によって傷つくわけではなく、自分がそこに乗せるストーリー（自分が粗末にされた）によって傷つく**、ということがわかります。相手が長電話をしたとしても、そこに「自分が粗末にされた」というストーリーを乗せなければ自分は傷つかないのですから、自分が傷つくかどうかを最終的に決めるのは自分、ということになります。

なお、相手がわざとこちらを粗末にしようとして長電話した、という可能性もないわけではありません。そういうときは「粗末にされた」のはストーリーではなく真実ではないか、と思うかもしれませんが、やはり違うのです。どんな思いがあるとしても、長電話をすることで相手を粗末に扱うというのは、何とも病的な行為です。それも相手の「事情」として考えれば、むしろ相手の病んだ部分を表したものであり、自分が被害に遭ったという話とも違う、ということがわかってきます。

これがわかりにくければ、再び、他の人が同じ目に遭ったら、ということを考えてみてください。「えー、普通そういうことする？」という反応になるのではないでしょうか。「余程あなたのことが嫌いだったのね」などとは言わないはずです。

他人に言わないことは、自分にも言わなくてよいのです。

自分のストーリーを確信しない

自分を傷つけるのは現実ではなく自分が作ったストーリーだ、ということがわかったら、「ストーリーを手放す」ことを考えてみましょう。

実は、ステップ3で述べたような「役割期待の調整」をしていけば、ストーリーは容易に手放すことができます。

役割期待を調整していくと、「なぜ相手はそんな言動をとったのか」という現実がわかってくるからです。

この電話の件にしても、彼に自分の気持ちを伝えて、「ごめん、ごめん、とにかくうるさい取引先でね」などと事情を聴かされれば、被害者役をさっさと返上することができるでしょう。

こんなふうに相手の状況を実際に確かめて、「自分が最初に作ったストーリーははずれることが多い」という体験をしていけば、感じ方が変わってきます。

ストーリーを手放す習慣

それと同時に、「ストーリーを手放す」という訓練を日頃から心がけることもできます。

「ストーリーを手放す」というのは、相手に長電話されたときに「私は粗末にされた」というストーリーを完全に否定する、という意味ではありません。無理やりポジティブな考え方をするということでもありません。

「私は粗末にされた」という考えが浮かんでくることそのものは、別にかまわないのです。

「それを確信しないようにする」ということだけ意識しておけば大丈夫です。確信するだけの証拠はないのですから、証拠が固まるまでは断定しない、ということにするのです。

自分が「被害」に遭った、と思う度に、「そう断言できるほどの証拠がそろっているだろうか？」と考える習慣を身につけるとよいでしょう。

「ほぼ確実」と感情が言っている場合でも、「本当にそうなのか」「違う可能性もあるのではないか」と考えてみます。

「怒らない人」になる方法

そういうふうに考えていくと、実は、自分の外側で起こることについて確信できることなどほとんどない、ということに気づいてきます。

なぜかと言うと、私たちは他人の事情をすべて知ることなどできないからです。例えば「相手の長電話」は、相手の領域で起こっていることです。

他人の領域で起こっていることについて、何かを断言することは不可能です。常に、「何か私が知らない事情があるのかもしれない」という可能性は消えません。

それは相手自身が「何も事情はない」と言うときですら、そうなのです。自分の事情をすべてわかっている人はおそらくいないでしょうし、意識していない問題をいろいろと抱えている人も多いものです。

こうして、「確信できることなどほとんどない」ということに気づいてくると、確実でもないものを断定して怒る、というプロセスがとても不毛であることに気づいてきます。

そして、怒りも保留できるようになってきて、怒らない人になっていくものです。

「証拠が固まったら怒ろう」と思っていると、結局のところ怒る機会はまずやってこないものだからです。

「評価」は相手も自分も傷つける

実はここでお話ししてきたことは「現実への評価を手放す」ということです。

現実に乗せてしまう自分の「ストーリー」とは、現実に対して自分が下している評価に他なりません。

評価は暴力だということを90ページで述べましたが、実は、評価はそれが向けられる相手に対して暴力的であるだけでなく、評価を下している本人にとっても毒になります。もちろん「相手に評価を下すと、相手に対して自分がイライラしてしまう」ということもありますが、それ以上に、「評価を下す姿勢」は、他人だけでなく自分にも向けられるからです。

他人に評価を下している人は、自分への評価をとても気にしているものです。

つまり、本当の意味での自信がないのです。

ですから、ちょっとしたことで「バカにするな！」などと怒り出したりするのです。こんなピリピリした姿勢で生きることそのものが毒だと言えます。

「評価」は自分にとっても毒

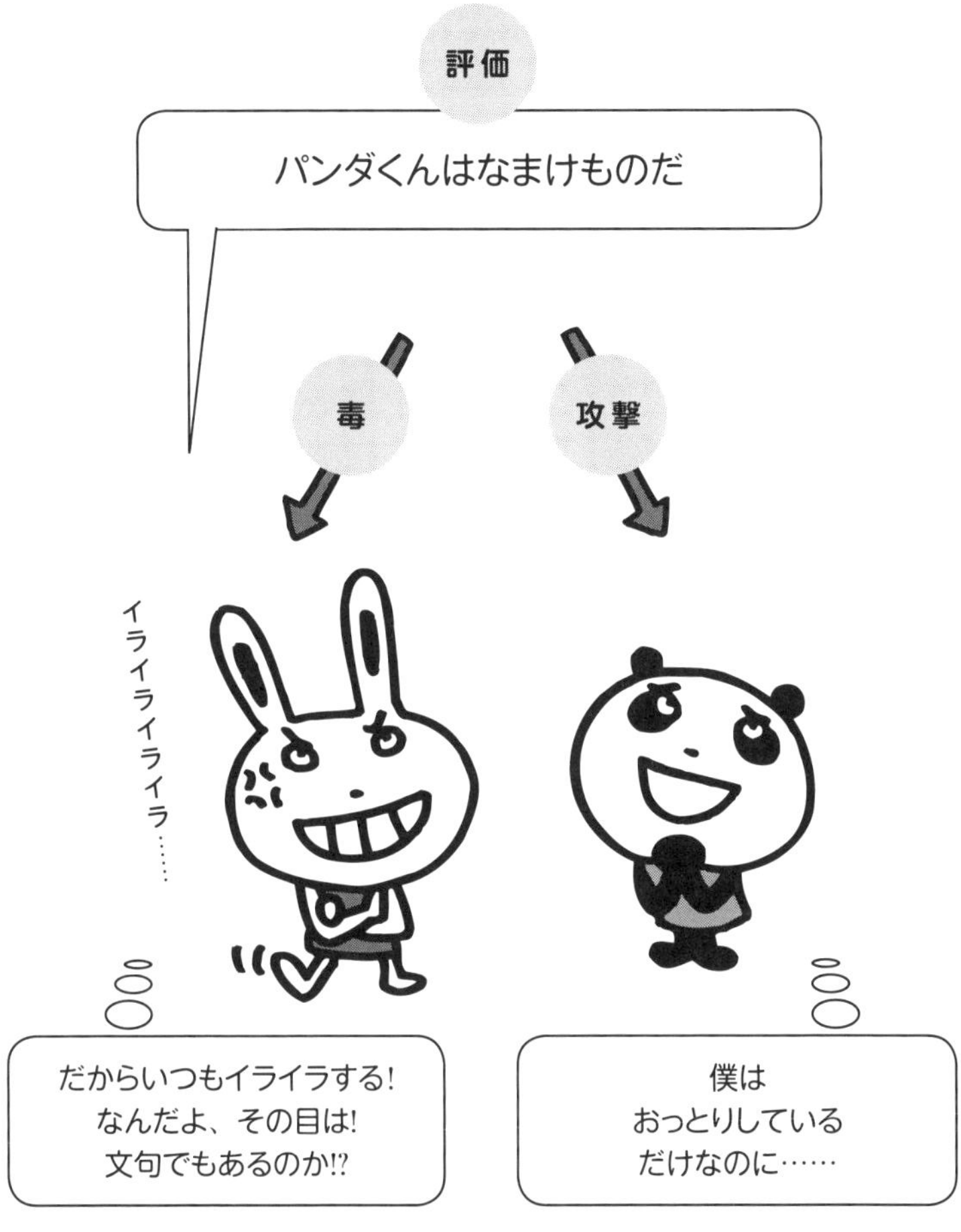
評価
パンダくんはなまけものだ
毒
攻撃
イライライライラ……
だからいつもイライラする!
なんだよ、その目は!
文句でもあるのか!?
僕は
おっとりしている
だけなのに……

評価を手放そう

怒りを生み出す「ストーリー」は、現実に対して下した「評価」です。「怒りがあるところには評価がある」と言えるでしょう。怒りを手放したいのなら、「評価するクセ」を手放す努力をしていく必要があるのです。例を見てみましょう。

【例24】ＡＴＭに並んでいたとき、前の人がもたもたしていてイライラした。

こんな小さな例でも、「怒りがあるところには評価がある」という原則は変わりません。「ひどい目に遭っている」「自分は本当に運が悪い」「ＡＴＭの使い方もわからないなんてダメだ」などという評価を下すから、イライラするのです。

現実に起こっていることは、ＡＴＭを利用するのが予定よりも数分遅れる程度のことです。それが本格的なダメージになる機会は、そう多くはありません。さまざまな評価を手放して、現実をありのままに見た方がずっと楽です。

ただでさえ待ち時間が長いのに、勝手な評価やストーリーを乗せて心の負担を増やす必要はありません。現実をありのままに受け止めて、「次は時間の余裕を持ってＡＴＭを利用しよう」など淡々と対処していくことが最もダメージを減らすのです。

「正しさ」にこだわらない

評価しないでありのままの現実を受け入れる、ということが頭では理解できたとしても、「そういうわけにはいかない！」と思うときがあるかもしれません。

特に、自分が「間違っている」と思うことについて「ありのままを受け入れろ」と言われると、「そうはいかない」と抵抗を感じるでしょう。

怒りを手放していくためには、「正しい」「間違っている」という「評価」についてもよく考えておく必要があります。

怒りを生み出す「正しさの綱引き」

私たちにはそれぞれ「自分なりの正義」があります。これはあくまでも「自分なりの正義」であり、個人個人の事情を反映したものです。実は世の中には唯一絶対の正義があるわけではなく、ある立場の人から見れば正しいことが、別の立場の人から見ると間違っている、ということもよくあります。

「自分なりの正義」を主張し続けると、それは必ず他人の正義とぶつかることになります。一人ひとりの事情が違う以上、それは当然のこと。「自分が正しい」と言うと、相手は「こちらこそ正しい」と言います。これは綱引きのようなもので、「自分が正しい」と綱を引っ張った分の力で、相手は引っ張り返すのです。どちらかがやめない限り、綱引きは延々と続き、怒りからは解放されることがありません。

「正しさの綱引き」に勝利はない

そもそも、「正しさ」を主張すれば相手を論破《ろんぱ》できるというのは幻想です。どうも私たちは「強く言えば何とかなる」と思い込んでいる節があるのですが、現実にはそんなふうにはなりません。

何と言っても、強く言えば「攻撃」ととらえられますから、相手は防衛します。もちろん暴力的に強く言えば、相手の行動は一時的に変わるでしょう。でもそこで抑え込まれた相手側の「自分こそが正しい」という思いは恨みとして蓄積され、後日何らかの形で問題が起きてしまいます。

ですから、「正しさの綱引き」に勝つことはあり得ない、ということをよく覚えておいた方がよいと思います。

「どちらが正しいか」から脱する

怒りを手放すためには、「正しさの綱引き」から手を放さなくてはなりません。

それは、「あなたが正しくて私が間違っている」と認めることではありません。「どちらが正しいか」という「評価の次元」から脱するということです。

もちろん自分の考えを曲げる必要はないですし、大切にしている価値観は大切にしたままでよいのですが、**「相手には相手の事情がある」ということを認め、どちらの正義が正しいかを決めない、という姿勢をとる**のです。

「自分の正しさを手放す」と考えると難しいのですが、「相手の事情を知ろうと努力する」ということを意識すれば、自然とできるようになってきます。

相手の事情が何もわからないときには、私たちは相手に「人間として間違っている」などと強烈な評価を下しがちです。

評価というのは、自分にとっての異物を自分なりに位置づけるための試みですから、自分とは異なる「正義」を持つ強烈な異物には、強烈な評価を下すことになるのです。しかし、相手の事情をよく知っていけば、「まあ、そうやって育った人なら理解できる」などという見方ができるようになってきます。そして、相手のありのままを受け入れることもできるようになるのです。

「心の姿勢」と「行動」は分けて考えよう

もちろん、「ありのままを受け入れる」ということは、相手からどんなにひどいことをされても大目に見てあげるという意味ではありません。「怒り」を手放した上で、現実的に必要な対処をすればいいのです。

そのためには、「行動」と「心の姿勢」を区別して考えていく必要があります。

例えば、相手によって何らかの損失を被《こうむ》った場合。

そんなときに「怒りを手放す」ということは、実害を「なかったことにする」という意味ではありません。必要であれば、怒りを手放した上で、相手に訴訟を起こしてもよいのです。

怒りを手放すということは「心の姿勢」を変えるということです。訴訟を起こすなど現実的にとる「行動」は、「心の姿勢」とは別の次元にあります。

その「行動」をどういう「心の姿勢」で行うか、ということは選べるのです。

そもそも、訴訟を起こすというのはただでさえ大変なことで、そこに怒りのエネルギーまで乗せたら、本当に消耗してしまいます。

また、怒りによって気持ちのコントロールが難しい状態になってしまうと、効果的に訴訟を進めることもできなくなってしまうでしょう。

「行動」と「心の姿勢」を区別するということの考え方は、さまざまな領域で応用可能です。

【例25】忙しいときに保険の勧誘の電話がうるさくてイライラする。

こんなときも受け取り方によっては簡単に自分は被害者だと思い込んでしまい、相手に対して「デリカシーがない」などという評価を下しがちです。

しかしこれもちょっと「相手の事情」を考えてみれば、別にこちらを邪魔しようとしてやっているわけではなく、単に「契約がとれないと生活が苦しい」という心の悲鳴を上げながら一生懸命生きているだけの人なのだろうと思えてきます。

怒りを手放した上で、ノーを言う

相手のことをそうやって見ることができれば、イライラを手放すことはできるでしょうが、では行動面でも相手につき合ってあげる必要があるのかというと、それは全く別の話です。

「イライラしない」という「心の姿勢」と「断る」という「行動」は、十分両立可能なことです。

「そちらも大変だと思いますが、こちらも本当に忙しくて大変なんです。ごめんなさい」

と電話を切り、もしもまたかかってきたら、もうとらなくてよいでしょう。

同じく断って電話を切るという行動をとる場合でも、イライラしているとその後の仕事への集中力も落ちるでしょう。

ただでさえ忙しいときに、集中力まで落ちたら大変です。

イライラを手放して「まあ、みんな大変なんだな」と思えば、それ以上その出来事に影響を受けずにすむと思います。

やはりポイントは「断る」という「行動」にあるのではなく、「心の姿勢」にあるのです。

「心の姿勢」と「行動」は別腹!?

失礼な人には……

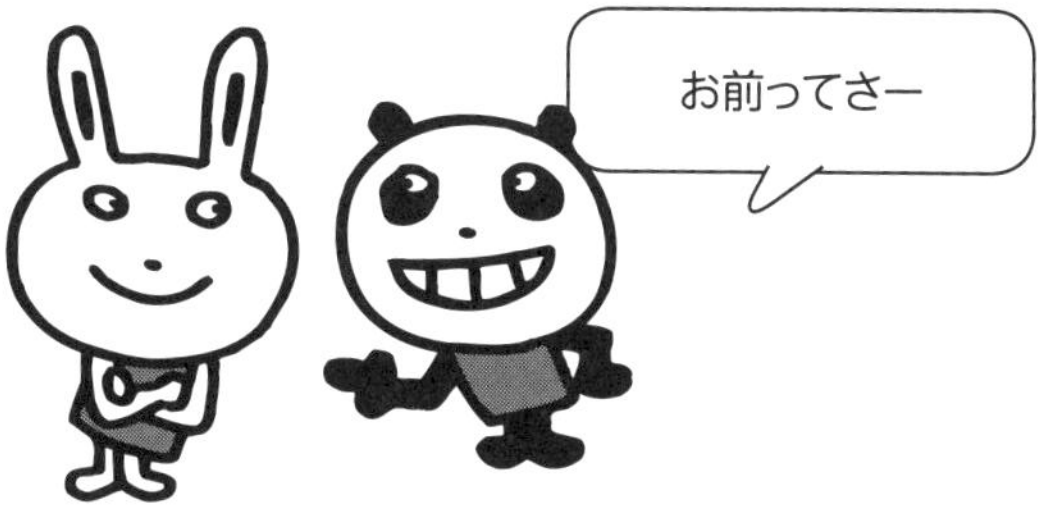

心の姿勢

↓

怒りを手放す

何を言っても私は怒らないと思っているのかも（役割期待のずれ）
単に口が悪い人なだけかも（相手の事情）

行動

↓

現状を変える

「そういう言い方はやめて」と伝える
相手とあまり会わないようにする

今に集中すれば、ムカムカしない

【例26】電話でずっと愚痴られてムカムカした。

人の話を聴く際に、「この愚痴はいつまで続くのだろう」「また同じ話だ」などと思うと、ムカムカするものです。もちろん聴かずにすむ話は聴かなくてよいと思いますが、聴かなければならないことも多いでしょう。

そんなときに怒りを手放すためのよい方法が、現在に集中するということです。

怒りは「過去の記憶」に影響されている

私たちは人の話を聴くときに、ほとんどいつも、「過去のデータベース」を通して聴いています。「愚痴」というのも、「また同じ話だ」というのも、過去のデータベースに基づく評価です。

相手の話を聴き始めて数秒すると、「この愚痴はいつまで続くのだろう」などという思考が頭に浮かんでくると思いますが、そのような思考に気づいたら、それを脇に置き、相手の話に集中し直してみましょう。思考が出てきたということは、「過去のデータベース」を参照し始めたということ。こうした思考を脇に置いて、「今、相手の話を聴くこと」に集中するのです。すると、いつもとは違う雰囲気で聴けることに気づきます。それは何とも言えない、温かい感覚です。もちろん、現在に集中しているときは相手に何の評価も下していませんから、アドバイスも出てきません。思考を脇に置くということは、「相手の問題を解決することもやめる」ということなのです。問題解決もせずに、ただ相手の話を聴くことに集中します。

すると、相手の話は、結果として短く終わるのです！

評価やアドバイスは相手の領域に立ち入るものですので、相手は必ず防衛します。すると、自己正当化のための話をする必要が出てきてしまい、話が長引いていくのです。電話で愚痴られた、という状況では、おそらく「そんなふうに考えなくてもいいんじゃない？」「気にしない方がいいよ」などというアドバイスをしており、それがかえって愚痴を長引かせたのだと思います。

聴かなければならない時間も短くなるし、しかも、その間、とても温かい気持ちで聴けるのですから、こんな聴き方を試してみない手はありませんね。

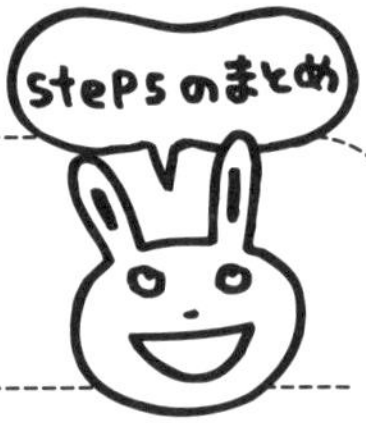

なぜ、ちょっとしたことで 怒りが湧いてしまうのか?

1

自分で作り出した「ストーリー」が
現実をゆがめていることに気づこう。

2

相手には自分の知らない
事情がある、と考えよう。

3

現実をありのままに受け止め、
評価を下さないクセをつけよう。

4

正しさにこだわるのは、やめよう。

5

余計なことは考えないで、「相手が今、
話していること」に集中しよう。

Step
6

心穏やかに生きるコツ

「怒らない人」になるちょっとした習慣

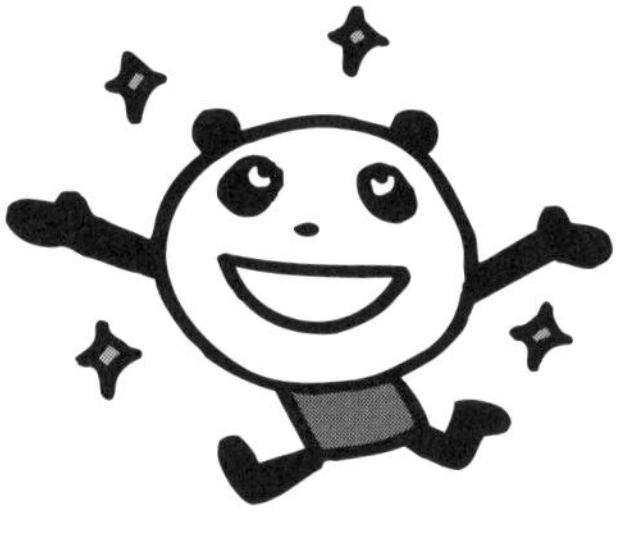

「怒らない生き方」とは？

　ここまで読み進めた方は、ようやく、「怒らない」ということを積極的に考えていただいてよいと思います。

　「ようやく」と言うのは、怒りについてよく研究しないうちに「怒らない」と決めると、「怒らないふり」になりやすいからです。

　また、「怒る自分」にネガティブな評価を下し余計にイライラする、という不毛なパターンに陥ってしまうこともあるでしょう。

　前章まで、怒りを感じることは別に恥ずかしいことではなく、感じたらただ「適切な対処」をすればよいということ、「適切な対処」に自信がついてくるにつれて怒りを手放しやすくなること、そして、評価を手放す意識を積み重ねることで、だんだんと怒らなくなっていくということを見てきました。

　本章ではさらに積極的に、「怒らない生き方」を考えてみたいと思います。

身のまわりの整頓でわかること

怒りは「被害者意識」によって生まれるものですが、特定の状況で被害者になってしまったというだけでなく、人生全般を「やらされている」という「被害者モード」で生きていると、日々怒りを感じやすくなります。

ですからできるだけ「被害者モード」の時間を減らしていくことが、「怒らない生き方」のための大きなステップになります。

自分が「被害者モード」に陥っていることに気づくためには、「身のまわりをきちんとする」のがお勧めです。例えば、常に机の上を整頓するとか、人が見ていないところでも脱いだ靴をそろえるとか、ちょっとした手間をかけるのです。

靴をそろえるのは十秒以内でできます。

このくらいの時間も捻出できないようなタイミングはそれほど多くないはずです。

しかし実際には、「靴をそろえている暇なんてない！」「それどころではない！」と感じてしまうことが多々あります。

この感じ方は、実は、自分が「被害者モード」に陥っていることを知らせてくれるものなのです。

「忙しい」という思い込み

私たちはよく「忙しい、忙しい」と言いますが、それは単に物理的な仕事量のことだけを言っているわけではありません。

実際の仕事の多さに加えて、「忙しくて大変だ」というストーリーを自分で作り出してしまうので、ますます忙しく感じられてしまうのです。

ストーリーには「少しでもリラックスしたら終わりだ」「常に緊張していなければ間に合わない」などいろいろなものがあって、むしろそのような考えが自分をしばり、「忙しさ」を作っていくのです。

うつ病になりかけているときの頭はまさにそんな状態になります。実際の仕事量以上に「仕事をしなければ」という思考が頭の中をひっきりなしにグルグルかけめぐってしまい、事実上、頭を休める暇が全くなくなってしまうのです。

「被害者モード」から「主体性モード」へ

こうしたストーリーは、すべてが「被害者モード」から生み出されていることに気づかれたでしょうか。「被害者」という言葉がピンとこなければ、「人生を主体的にコントロールできない」「ふりまわされている」という感覚と考えていただいてもわかりやすいと思います。

ですから、靴をそろえる暇もない、などと忙しさにイライラしてしまうときは、「被害者モード」に陥っていることを知らせてくれる貴重なチャンスになります。

もちろん、本当に何かに楽しく熱中していて靴をそろえるどころではない、ということもありますが、そのときの感じ方はイライラしたものではないはずです。むしろ「うん、後で」「これが終わったら」という穏やかな感じになるはずです。

イライラしている自分に気づいたら、そこで深呼吸して丁寧に靴をそろえてみましょう。そうすることで、「被害者モード」から「主体性モード」に気持ちが切り替わります。

「予定狂い」のイライラにも効く

こうして身のまわりをきちんとすることは、結果として、イライラする出来事を減らすことにもつながります。

例えば、いつでも靴がそろっていれば、見た目にも気持ちがよいですし、次に靴をはくときにもスムーズにはけるのでイライラしません。また、身のまわりをきちんとすることの大きなプラスは、「ものがなくならない」というところにもあるでしょう。

ものがなくなるというのは、究極の「予定狂い」です。切迫度《せっぱく》が高ければ、逆上することすらあるほどです。常に身のまわりを整理しておけば、必要なものがなくなるということも防げるでしょう。

そうは言っても、あまりにも身のまわりが散らかり過ぎていて、きちんとするには時間がかかり過ぎる、と現状を放置している人もいると思います。

そんな方は、ここでの目標を、「きちんとした環境で生活をする」ということではなく、「人生に主体的に関わる」という方に置いてみてください。

人生を自分でコントロールする感覚を養う

ちょっとしたものを使った後に元に戻す、という行為一つとってみても、「こんなに散らかっているのだから無意味だ」と考えてしまうと、散らかった環境の被害者になってしまいます。

そうではなく、「それでも使ったものくらい戻そう」と主体的に動くことで、他人にやらされている、自分ではコントロールできない、といった「被害者モード」から抜けられます。「使ったもの」への感謝の気持ちなどを込めれば、さらに効果的です。感謝の気持ちは、被害者意識とは対極にあるものだからです。

時間がかかりそうな部屋全体の片づけは、それとは別に毎週少しずつやるとか、気がついたときにちょっとだけとか、「片づけの日」などイベントを作るとか、やはり主体的に進めていくことができるはずです。散らかった環境を見てイライラしてため息ばかり、という生活とは明らかに質が変わってくるでしょう。

「できる」と実感することはすごくパワフル

実は「靴をそろえる」というのも、これと同じ考え方です。

私たちの多くがゆとりのない生活をしていますが、それらをすべて変えるのはなかなか難しいものです。できれば仕事量をぐっと減らして、自然の豊かなところで、マイペースで暮らしたい、などと思っても、現実にはそういうわけにもいかないですね。「生活全体のゆとり」を考えると絶望感からため息が出てしまうこともあるでしょう。

そんなときに、靴をそろえるということは、小さなことではありますが、確実に「被害者モード」から脱するきっかけになるのです。

「こんなに忙しい間は無理だ」という感じ方から、「靴をそろえることくらいはできる」という感じ方に転じるのは、かなりパワフルなことなのです。

「何かを学べる機会」だと考える

「被害者モード」から抜け出すための考え方の一つに、「大きな視野を持つ」ということがあります。

生活を、そのときそのときの断片にふりまわされて暮らしていくと疲れますし、すぐに被害者意識に陥ってしまいます。

しかし、同じ現実でも、「これもきっと自分が何かを学ぶためのものだ」と考えれば、人生に主体的に関わっている感じがしてくるはずです。

学べることが何なのか、わからなくてもかまいません。「きっと何かを学ぶ機会なのだろう」と思うだけで「被害者モード」から脱することができるでしょう。後になってみればその意味がわかるのだろう、と思うだけでも楽になります。

明らかに「被害者」のときでも……

例えば、忙しいときに仕事をふってくる上司に悩まされている場合。

形としてはこれは明らかに「被害者」です。

もちろん上司に無意味にふりまわされる必要はなく、断れるものであれば、ステップ4で見たように自分の事情を話して断ればよいでしょう。

「あなた」のことではなく「私」のことを話すようにするのです。

仕事をふってくる上司は、本人がすでにいっぱいいっぱいになっていることが多いので、そこに「あなた」メッセージを送ってしまうと、ひどい反撃を食らう可能性があります。

そうは言っても、どうしても断れない状況というものも少なくないと思います。そんなときに、「上司が仕事をふってきた」というところにとどまっている限り、被害者意識が次々と怒りを生み出していきます。

その仕事がうまく進まないときにも、それを仕事の問題として考えるのではなく、「そもそも上司が仕事をふってきたからいけないのだ」というところに戻ってしまうでしょう。

どれほど理不尽な形で押しつけられたとしても、引き受けざるを得ない仕事であれば、やはり「被害者モード」から脱してしまった方が自分にとってずっと楽です。

大きな視野を持とう

こんなときに「被害者モード」から脱するためには、「仕事をふられた」という小さな一点を見つめるのではなく、「自分はどういう姿勢で仕事をしたいか」という大きな視野を持ってみます。

同じ仕事なら、いやいやするのではなく、集中して主体的に取り組む方が人生の質がぐっと上がるはずです。

「上司が理不尽に仕事をふってきた」というところにばかりとどまってしまうと、自分は被害者でい続けることになりますが、「上司がふってきた仕事であっても、取り組むのは自分だ」と考えることによって、「被害者モード」から脱することができるのです。

これではまるで、状況を考えずに突然仕事をふってくる上司を大目に見てあげているように思われるかもしれませんが、怒り続けることで損なわれるのは、上司の時間ではなく自分の時間なのです。

「被害者モード」から抜け出そう!

脱出
この仕事、
今日中にやって
上司に
相談
上司の
せいだ
被害者
モードの
悪循環
ムカつく
目の前の
仕事に集中!
仕事が
うまくいかない
脱出

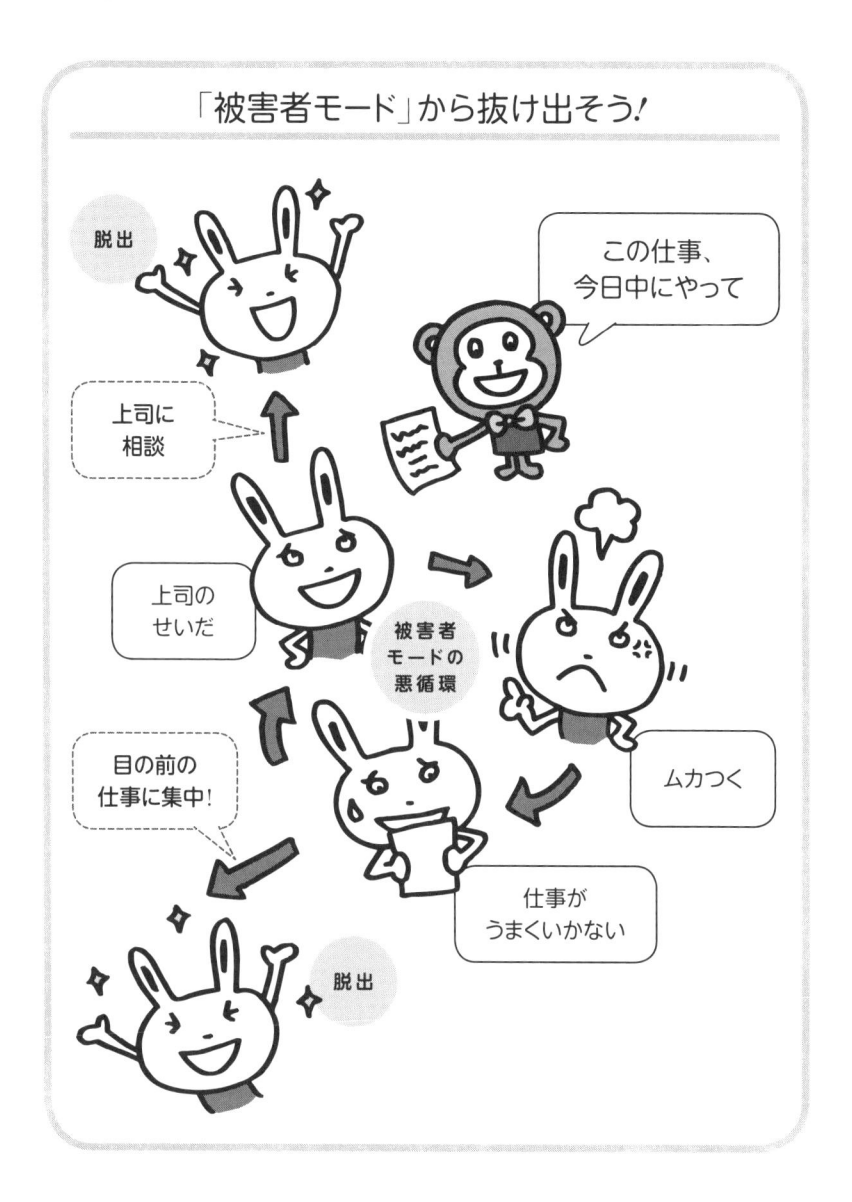

#「我慢」をやめよう

怒りは、自分の「我慢度」を反映したものでもある、ということを48ページで見ました。「我慢」は究極の被害者意識ですから、「被害者モード」から脱するために、「我慢」についてもここで改めてふり返っておきましょう。

私たちは社会生活を送るに当たって、確かにいろいろな「我慢」をしています。そして、当面、それを手放すことができない人も多いと思います。

いくら電車内で化粧をした方が長く寝られると言っても、やはり自分が車内で化粧をするのは抵抗があるでしょう。「我慢をやめて、車内で化粧してもよいですよ」と言われても、そう簡単な話ではないと思います。

もちろん、我慢をやめようと決めれば自由に行動できる人はいて、それはそれですばらしいことです。

しかし、多くの人が、そこまでのリスクを冒せないものだと思いますし、その必要もないでしょう。

「させられている」から「している」へ

そんなときには、「行動を変えずに我慢をやめる」という選択肢があります。これは、126ページで見た「行動と心の姿勢を区別する」という考え方です。

どういうことかと言うと、「電車内で化粧をしない」という行動について、「させられていること」ではなく、「していること」にするのです。

被害者役をやめて、主体性を取り戻すのです。

「自分は自分の判断に基づいて、こうしているのだ」ということを意識してみます。

マナーを大切にしたい。

全体に余裕のある生活をしたい。

きちんとした人だと見られたい。

そんな思いから、現在のライフスタイルを選んでいるのだ、ということを自覚してみるのです。

「本当は自分だって化粧をした方が長く寝られるのに」という被害者意識にとどまっているときとは比べものにならない力を感じると思います。

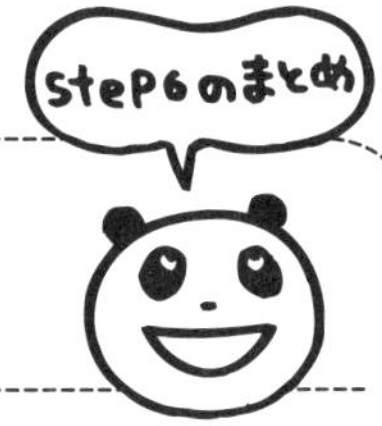

どうしたら「怒らずに」生きられるのか?

1

身のまわりをきちんとすることによって、
「主体的に生きている」感覚を養おう。

2

トラブルがあっても、
「何かを学べる機会」だととらえよう。

3

大きい視野を、
持つようにしよう。

4

「我慢」はやめよう。

5

「させられている」ではなく
「自分の判断に基づいてやっている」と考えよう。

Step
7

相手にキレられたら、こうしよう

「怒る人」への対処法

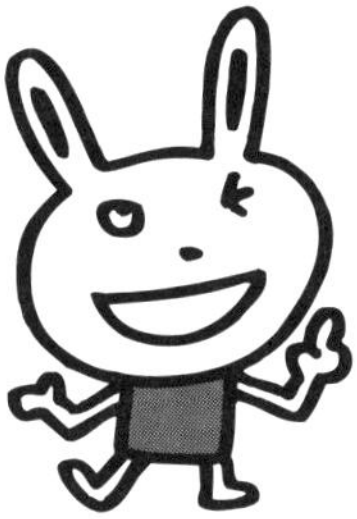

怒っている人は「困っている人」

本書の仕上げとして、「他人からの怒り」とのつき合い方についても考えておきましょう。まず、大前提として、ここでも「行動」と「心の姿勢」を区別しておきたいと思います。

他人の怒りに対してどう「行動」するか、ということと、他人の怒りにどのような「心の姿勢」で向き合うか、ということは基本的には別の次元にあることです。

「攻撃」ではなく、あくまでも「悲鳴」

他人の怒りに対して私たちは「怖い」と感じるものですが、それは生物として当然の感じ方です。他人の怒りに対しては必要な距離をとらなければ、暴力などの危険に巻き込まれる可能性があります。ですから、他人の怒りに対しての「行動」は、自分の安全を最優先して考えるべきです。

一方、相手の怒りをどう見るか、という「心の姿勢」は別です。

もしも怒っている相手を見たら「困っている人だ」ととらえてみましょう。

特に相手の怒りが激しい場合は、「相手は困ってパニックになって悲鳴を上げている」ととらえることができます。相手から怒られたとき、それを「自分が攻撃された」ととらえると、傷ついたり、怒って反撃したりすることになります。

いずれもひどいストレスになりますし、反撃することが相手からのさらなる反撃を招くことにもなりかねません。例を見てみましょう。

【例27】ちょっとしたミスなのに、「これでは社会人失格だ！」とみんなの前で叱責された。

こんな状況も「自分が叱責された」と思えば、とてつもなく恥ずかしく傷つく話です。メンツを傷つけられて怒りを強く感じるかもしれませんし、もう仕事に行かれない、というくらいに落ち込んでしまうかもしれません。

しかし、ちょっとしたミスで、なぜそこまで感情的に人格攻撃をされなければならないのでしょうか。簡単なミスくらいで、みんなの前で「社会人失格」と叱責する、というバランスの悪い行動を上司はなぜとったのでしょうか。

おそらく、そのミスによって、上司が何らかの困った立場に立たされたからだと思います。

「相手は何に困っているのだろう」と考えよう

いや、あまり困らないはずだ、というのはこちら側の見方に過ぎず、上司側からすれば、自分のメンツや個人的な「苦手」なども含めて、何かしら困ったことになったのでしょう。何やらいっぱいいっぱいの上司が悲鳴を上げている、というふうにこの状況を見ることができれば、「自分が叱責された」というだけの話でもない、ということがわかるでしょう。気持ちがだいぶ楽になると思います。

そもそも、余裕があれば人間は感情的に怒ったりしないのです。

上司がどれほど理にかなったことを言っているとしても、その形態が「感情的な怒り」であれば、やはり悲鳴には違いないのです。「悲鳴を上げている」というふうに見た上で、それでも聴くに値する点があると思えば、自分の役に立てればよいでしょう。

「理にかなったことを言っているから、激しく怒られる自分がいけないのだ」と思う必要はありません。

常にイライラしている人には？

ガツンと怒ってくることはなくても、常にイライラしている感じの人は案外多くいるものです。イライラがこちらにまで伝染してきそうになりますが、そんな人とはどう関わったらよいのでしょうか。

原則として、やはりその人は何らかの理由で困っているのだということをわかっておくとよいでしょう。

人間の基本形はリラックスした状態であり、基本形から逸脱していることには何らかの「事情」があるのです。また、常にイライラしている人は健康に問題がある場合もあります。一般に、ワーカホリックの人はイライラしていることが多いですが、自分の不安や空虚さを埋めようとして仕事に依存しているのであれば、それ自体が病的です。イライラもそれに伴うものだと言えるでしょう。

「イライラされると見てるだけで不愉快」という気持ちになると、怒りが湧いてきますが、でも、それが相手の症状のようなものだと考えれば、気の毒にすら思えるでしょう。そういう目で見ると、イライラが伝染してくる感じは減ります。

人をバカにする人は「やり手」ではない

また、イライラした人は、「やり手」みたいなタイプも多く、周りの人をバカにしたりしがちです。

これは考えてみれば当たり前のことで、評価を下す生き方をするから、周りの人をバカにしたりイライラしたりするのです。それは単なる「苦しく、不健康な生き方」であり、「やり手」どころではありません。そもそも、本当の「やり手」はもっとしたたかです。

ですから、イライラした相手には「まあそんなに不健康な生き方をしなくても」というくらいのゆったりした気持ちで向き合っていればよいでしょうし、気の毒だと思えば「はい、わかりました」とやさしく言ってあげることもできるでしょう。

くれぐれも、相手との間で「正しさの綱引き」に入らないことです。

綱を引くと、相手の力も強まってしまい、ますますイライラさせることになります。どうしても何か言いたいのであれば、慎重に「私は」のコミュニケーションをするとよいでしょう。

怒りに巻き込まれないためのコツ

いくら怒りが「相手の心の悲鳴」であっても、天使のようにそれにつき合ってあげる必要はありません。

今のところ相手が「怒る自分」をどうにもできないのであれば、こちらもそれに合わせて、相手に対する「役割期待」を変えればいいのです。

例えば、すぐにカッとしてしまうけれど、落ち着けば話せるという相手だとしたらどうでしょう？

相手への「役割期待」を「今、怒らないで話してほしい」ではなく、「落ち着いたら話してほしい」として、怒っている間は距離を置いてもよいのです。

メールなどを活用して自分のペースでやりとりする

あるいは、相手と直接やりとりすると、どうしてもその怒りにふりまわされてしまう、という場合には、メールや手紙を利用して文字でやりとりすることも役に立ちます。

特に自分が過去にその相手から怒られたことが「心の傷」になっているような場合には、相手と直面するだけで怖くなってしまうかもしれませんから、相手のペースに巻き込まれない方法でやりとりした方がよいでしょう。

対処するのは自分でなくてもいい

よい代弁者を見つけるのも一つの手です。

特に力関係にかなり差があって話し合いが成立しない相手や、直接コミュニケーションをするには相性があまりにも悪い相手であれば、誰か代弁者を立てた方がうまくいく場合もあります。

代弁者としてふさわしいのは、その人の言うことであれば相手も耳を傾けやすいという人です。相手の怒りを喚起しにくい人、と言ってもよいでしょう。

ただし、怒りっぽい人は不安が強く小心者という場合もあり、やたらと代弁者を立てて「腫れ物扱い」すると余計に怒り出すこともありますので、あくまでもケースバイケースです。

あいまいな批判は受けつけない

先ほど「社会人失格だ！」という例を見ましたが、これは批判の中でも最もきついタイプのものです。人格批判は、批判の中でも最もこたえます。

先ほどの例では、ちょっとしたミスということが明らかになっていますので、それは単に上司の「心の悲鳴」として聴けばよいでしょう。

しかし、何が悪いのかがはっきりしない状況で、「君は社会人失格だ！」と言われてしまうと、本当にこたえてしまいます。

そういうときのポイントとして、「批判はなるべく焦点を絞ってもらう」ようにお願いするという方法があります。

相手からの「役割期待」を明確にしてもらう

人格批判はきついだけでなく、改善の余地がないという点でも問題です。

批判をきちんと受け取るためには「どう改善すればよいのか」という「自分への

役割期待」を明確にしてもらう必要があります。

ですから、「社会人失格だ」という批判をそのままにせず、「申し訳ありません。できるだけ改善したいので、私のどういうところが社会人失格と感じられるか、教えていただけませんか？」と聞いてみましょう。

「君は時間にルーズなんだよ」と言われたら、まだまだ漠然としていますから、「申し訳ありません。例えばこんなところにルーズさを感じる、というのを教えていただけませんか？」と聞きます。

最終的に「会議には絶対に遅刻しないように」というような具体的な「役割期待」が導き出されるまで、焦点を絞っていくのです。

会議に遅刻しない、というところまでくれば実現可能ですし、今までの遅刻に気づいて素直に謝罪すれば、相手との間のしこりも残らなくなるでしょう。

あるいは、業務の関係上どうしても会議に間に合うことができない、というのであれば現実的に相談していくことができます。

「自分で考えなさい」と言われても引き受ける必要はない

人によっては、批判の焦点を絞ってもらおうとすると、答えてくれずに「そんなことくらい自分で考えなさい」と言う人もいます。

これまた人格批判的な色彩の強いもので、「そんなこともわからないなんて」とさらに批判されているような気になり、ますます傷つくことにもなるでしょう。

でも、よく考えてみれば、「この状態はよくない」と感じたのは当の本人です。「社会人失格」というのは、上司自身が下した評価であり、上司の領域の中の話です。それなのに「自分で考えなさい」と言うのは、本当は自分の領域に責任を持っていない、無責任な話なのです。「この映画はいいね。感動した」と言っている人に「どこがよかったですか?」と聞いたら「そんなことくらい自分で考えなさい」と言われたのと同じくらい、変な話です。たまたまテーマが自分であるだけで、すべては相手の領域で起こっている話だからです。

ですから、「すみません、私には本当にわからないんです。どうぞ教えてくださ い」ということを、堂々と言ってかまわないのです。

悲鳴を上げている相手を追い込まない

それにしても、そういうときの相手は、なぜ自分の領域に責任を持てないのでしょうか。

きちんと答えられない人は、往々にして、自分の不快な気分を反映した単なる「言いがかり」をつけているに過ぎないものです。「相手が自分を怒らせた」と思い込んでいるのですから、その理由も自分で考えろ、ということになるのです。

そんな人に対して、「冷静に改善策を述べる」という役割を期待してしまうと、相手をさらに追い込んで、さらに不適切な言動を招くことになるでしょう。

頑《かたく》なに「自分で考えなさい！」と言う人を見たら、「私は困っているのだ！　わかってくれ！」という悲鳴を上げているのだなと思ってあげればよいでしょう。

そして、「冷静に改善策を述べる」という役割期待を手放して、「そうですね、自分でも考えてみます」と言ってその場を終わりにしてあげてもよいと思います。

あとで頭を冷やしたら、相手の態度も改善するかもしれません。

このようなやり方は、一見、相手への親切のように見えますが、実は誰よりも自分のためになります。

「理不尽に責められている」という「被害者」の立場から脱して、「不適切な言動をとっている相手に余裕を持って接してあげている自分」に変わることができるからです。

すると自分が状況をコントロールしている感覚が生まれてくると思います。

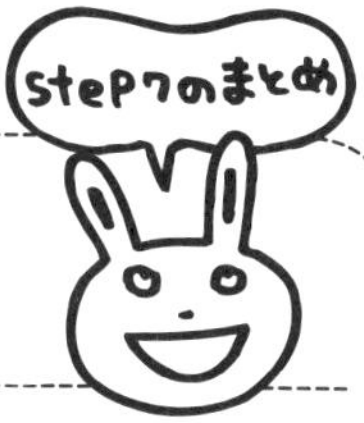

「怒っている人」から
被害を受けない方法とは?

1

「怒っている人は、困っている人」
と受け止めよう。

2

他人から怒られたら、「自分への攻撃」ではなく
「相手の悲鳴」ととらえよう。

3

相手の怒りに巻き込まれないように、
メールや手紙を活用したり、
代弁者を立てたりして、やりとりの工夫をしよう。

4

「何を批判しているのか」を具体的に話してもらおう。

5

それができない相手は、
「よほど困ってパニックになっているのだ」という目で見て、
それ以上追い込まないようにしよう。

「対人関係療法」の精神科医が教える

「怒《いか》り」がスーッと消《き》える本《ほん》

2011年 5月22日　初版発行
2021年 5月13日　29刷発行

著　者……水島広子《みずしまひろこ》
発行者……塚田太郎
発行所……株式会社大和出版
東京都文京区音羽1-26-11　〒112-0013
電話　営業部03-5978-8121／編集部03-5978-8131
http://www.daiwashuppan.com
印刷所……信毎書籍印刷株式会社
製本所……ナショナル製本協同組合

ISBN978-4-8047-6184-8